Reconstruire Et Prospérer

Vol. 1

ENTRAÎNEMENTS SUR CHAISE

POUR AMÉLIORER LA POSTURE, AMÉLIORER L'INDÉPENDANCE ET PERDRE DU POIDS

Pour Les Seniors De Plus De 70 Ans

DR. HAMRICK NELSON

Clause De Non-Responsabilité

Les exercices et les informations présentés dans ce livre sont conçus pour favoriser la santé, la mobilité et le bien-être, notamment des seniors. Cependant, il est important de se rappeler que le corps de chacun est différent et que ce qui fonctionne bien pour une personne peut ne pas convenir à une autre. Avant de commencer tout nouveau programme d'exercices, surtout si vous avez des problèmes de santé ou des préoccupations préexistantes, veuillez consulter votre médecin ou votre professionnel de la santé pour vous assurer que ces routines sont sans danger pour vous.

Même si tous les efforts ont été déployés pour garantir que les exercices soient faciles à suivre et sécuritaires, votre santé et votre sécurité sont notre priorité absolue. Il est important d'écouter votre corps : si vous ressentez un inconfort ou une douleur lors de l'exercice, arrêtez-vous immédiatement et demandez conseil à un professionnel de la santé. Ce livre est destiné à être un guide utile, mais il ne doit pas remplacer un avis médical professionnel.

Le Dr. Hamrick Nelson et son équipe s'engagent pour votre bien-être et vous encouragent à aborder ces exercices avec soin, patience et compréhension des besoins de votre corps. L'objectif est de vous aider à mener une vie plus saine et plus active, un pas (ou un exercice sur chaise) à la fois.

Table des Matières

À PROPOS DE L'AUTEUR

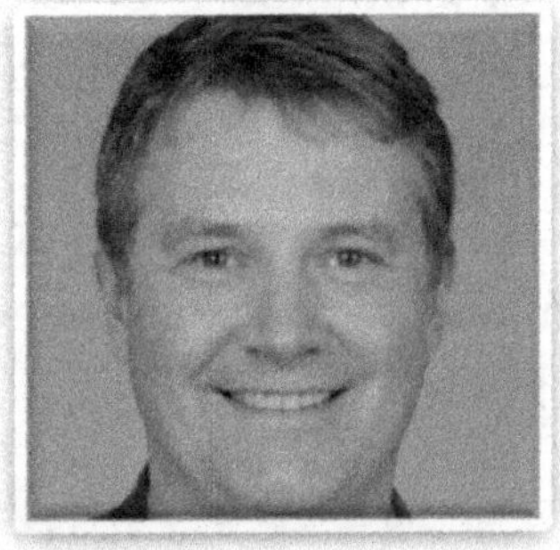

Dr. Hamrick Nelson est un voix leader dans le domaine du fitness et du bien-être, avec une profonde passion pour aider les personnes de tous âges à vivre une vie plus saine et plus active. Avec plus de deux décennies d'expérience dans l'industrie de la santé et du fitness, le Dr. Nelson a consacré sa carrière à promouvoir des programmes d'exercices accessibles à toutes les étapes de la vie. Son approche est ancrée dans la conviction que le mouvement est accessible à tous, quels que soient l'âge ou les limitations physiques.

Bien que le travail du Dr. Nelson couvre un large éventail de disciplines du conditionnement physique, il se concentre particulièrement sur le soutien aux personnes âgées, en particulier celles de plus de 70 ans. Grâce à ses recherches approfondies et à son expérience pratique, il comprend les défis uniques auxquels sont confrontées les personnes âgées et il a fait sa mission est de les aider à conserver leur indépendance, leur force et leur vitalité. Il allie connaissances pratiques et compassion, créant des programmes de remise en forme sur mesure qui privilégient la sécurité et les bienfaits à long terme pour la santé.

Titulaire de diplômes supérieurs en physiothérapie et en sciences de l'exercice, le Dr. Nelson a travaillé avec d'innombrables personnes pour améliorer leur mobilité, leur flexibilité et leur bien-être général. Ses livres, ateliers et conférences reflètent son engagement à aider les personnes de tous âges, jeunes ou seniors, à rester en forme, à se sentir fortes et à vivre pleinement leur vie.

Dans *Reconstruire Et Prospérer Vol. 1,* Le Dr. Nelson s'efforce de fournir aux personnes âgées, en particulier à celles de plus de 70 ans, des exercices sur chaise simples et efficaces conçus pour améliorer la force, la flexibilité et l'équilibre. Son programme offre un chemin accessible et solidaire vers une meilleure santé, permettant aux personnes âgées de continuer à s'épanouir jusqu'à leur âge d'or.

.

Ce Que Disent Les Autres...

INTRODUCTION

Rester actif en vieillissant ne se limite pas à maintenir une bonne santé physique ; elle est également essentielle pour conserver son indépendance, améliorer sa mobilité et assurer une meilleure qualité de vie. Bien que le vieillissement soit un processus normal, la perte de force physique, de flexibilité et d'équilibre ne doit pas nécessairement être permanente. Quel que soit notre âge, un mouvement délibéré et à faible impact peut nous aider à reprendre le contrôle de notre santé et de notre bien-être. ***"Reconstruire Et Prospérer Vol. 1"*** vise à fournir aux personnes âgées et aux personnes de tous âges les outils dont ils ont besoin pour rester en bonne santé, actifs et indépendants.

En lisant ces pages, vous verrez que le chemin vers un corps plus sain et plus agile n'implique pas d'équipement coûteux ni de régimes d'entraînement rigoureux. Tout ce qui est nécessaire est une chaise, une certaine volonté et une mise en œuvre minutieuse des idées et des exercices détaillés dans ce livre. Que vous souhaitiez perdre du poids, gagner en force ou améliorer votre posture, votre flexibilité ou votre équilibre, les entraînements sur chaise sont un choix sûr, efficace et simple que vous pouvez intégrer à votre routine quotidienne.

Les exercices sur chaise sont extrêmement polyvalents, ce qui les rend adaptés à un large éventail de niveaux de condition physique et de maladies physiques. Bien que ce livre soit spécialement conçu pour les personnes âgées de plus de 70 ans, les entraînements sur chaise peuvent profiter à tout le monde, depuis ceux qui débutent en fitness jusqu'aux sportifs chevronnés souhaitant améliorer leur régime actuel.

Les exercices sur chaise ont une capacité unique à réduire la tension articulaire, ce qui en fait un excellent choix pour les personnes souffrant d'arthrite, d'inconfort articulaire ou de mobilité limitée. De plus, ils offrent une stabilité indispensable aux personnes âgées qui courent un plus grand risque de chute. Ces exercices, qui intègrent des mouvements qui améliorent la force, l'équilibre et la flexibilité, peuvent aider à réduire les risques de blessures tout en améliorant la santé physique générale.

Pour les personnes qui ont des problèmes de poids ou qui se sentent limitées par leur âge ou leur maladie, ces exercices constituent une stratégie douce et à long terme pour perdre du poids et améliorer la santé cardiaque. Bien qu'ils puissent paraître faciles, ces entraînements sont particulièrement conçus pour activer des groupes musculaires importants, augmenter le métabolisme et favoriser la circulation.

Rencontrez Mary, une enseignante à la retraite de 72 ans qui a toujours mené une vie active. Cependant, à la suite d'une blessure au genou et d'une intervention chirurgicale ultérieure, elle s'est retrouvée avec une mobilité limitée. Frustrée par ses limites, elle commença à craindre de perdre son indépendance. C'est à ce moment-là que Mary a découvert les séances d'entraînement sur chaise. Elle doutait au début de l'efficacité d'un entraînement assis, mais elle a rapidement été surprise par les résultats. En suivant la méthode présentée dans ce livre, Mary a progressivement retrouvé force et confiance. En quelques mois, elle était non seulement capable de bouger plus facilement, mais elle avait également perdu 15 livres.

> "Les exercices sur chaise m'ont redonné quelque chose que je pensais avoir perdu pour toujours : mon indépendance", a déclaré Mary. "Je peux bouger plus facilement aujourd'hui et je me sens plus fort chaque jour. J'ai même recommencé à marcher sur de plus longues distances !"

L'histoire de Mary n'est pas unique. De nombreuses personnes âgées, dont elle, ont découvert que l'inclusion d'exercices sur chaise dans leur routine quotidienne peut entraîner des bénéfices significatifs en termes de santé physique et de bien-être émotionnel. Les exercices simples mais puissants de ce livre sont conçus pour aider les personnes comme Mary à se remettre *d'une blessure tout en reprenant le contrôle de leur vie, un mouvement à la fois.*

Ce n'est pas tout ; Apprenez de ce que Bill a à dire après avoir traversé une période difficile en tant que personne âgée. *Bill, un vétéran de 74 ans, craignait au départ de tenter des exercices sur chaise. Il a été un athlète toute sa vie et luttait contre la perspective de devoir compter sur une chaise pour se soutenir pendant son entraînement. Cependant, après une crise cardiaque, son médecin lui a fortement conseillé d'intégrer des activités à faible impact à sa routine quotidienne.*

Avec les encouragements de sa famille, Bill a commencé à pratiquer les exercices de renforcement musculaire recommandés dans ce livre. En quelques semaines, sa posture s'est considérablement améliorée, tout comme son endurance.

Ses propres mots : "J'ai toujours été actif, mais ce livre m'a rappelé que je peux rester fort et en bonne santé, même lorsque mon corps semble un peu plus âgé".

Sa force accrue a accru sa confiance dans ses mouvements, réduisant ainsi son risque de chute et lui donnant plus d'énergie pour poursuivre ses passe-temps.

Ce livre fournit des conseils étape par étape sur une gamme d'entraînements et de routines simples à suivre, extrêmement efficaces et, surtout, sans danger pour toute personne de plus de 70 ans. Chaque chapitre a été soigneusement élaboré pour répondre aux besoins particuliers des personnes âgées tout en permettant également des changements, afin que les personnes de tous âges et de tous niveaux de condition physique puissent en bénéficier.

Dans les premiers chapitres, nous passerons en revue les principes essentiels des exercices sur chaise. Vous découvrirez les avantages des entraînements assis et pourquoi ils constituent un excellent point de départ pour les personnes ayant des problèmes de mobilité, d'équilibre ou une expérience limitée en matière de remise en forme. Ce livre comprend également d'importantes consignes de sécurité pour vous aider à éviter les blessures tout au long de vos entraînements.

L'échauffement est essentiel, surtout à mesure que nous vieillissons, et dans ce livre, vous apprendrez des activités d'échauffement simples et efficaces qui préparent vos muscles au mouvement. Vous passerez ensuite à des activités spécialisées de perte de poids qui aideront à brûler des calories et à améliorer la santé cardiovasculaire en position assise, avec bien plus à apprendre au fur et à mesure de votre progression dans vos études.

En lisant les exercices et les routines de ce livre, gardez à l'esprit l'importance de la cohérence. Les exercices sur chaise sont plus efficaces lorsqu'ils sont effectués régulièrement ; au fil du temps, vous constaterez des gains en termes de force, de flexibilité, d'équilibre et de santé globale. Les entraînements sont conçus de manière à ce que vous puissiez progresser à votre rythme. Je vous conseille d'écouter votre corps et de modifier les entraînements si nécessaire.

Chaque chapitre s'appuie sur le précédent, il est donc préférable de lire le livre dans l'ordre. Cependant, n'hésitez pas à répéter les exercices précédents ou à combiner des programmes en fonction de vos propres besoins.

Ce livre ne concerne pas simplement la condition physique ; il s'agit de reprendre le contrôle de votre vie, d'améliorer votre bien-être et de vous sentir capable d'affronter l'avenir avec confiance. Le voyage vers une meilleure santé commence ici et je suis ravi de vous accompagner à chaque étape du chemin.

CHAPITRE 1 : CONNAÎTRE LES PRINCIPES DE BASE DES EXERCICES SUR CHAISE

Pour les personnes à mobilité réduite, en particulier les personnes âgées, les exercices sur chaise constituent une forme d'activité physique accessible et à faible impact qui peut être pratiquée en position assise sur une chaise. La force, la flexibilité, l'équilibre et la santé cardiovasculaire ne sont que quelques-uns des objectifs de remise en forme qui peuvent être atteints par ces entraînements, qui n'exigent pas que les participants se tiennent debout ou supportent tout leur poids. Particulièrement pour les personnes qui se remettent d'un accident, qui gèrent des maladies chroniques ou qui recherchent des méthodes douces pour rester actives, ces entraînements sur chaise offrent un moyen sûr et efficace de maintenir ou d'améliorer leur forme physique.

Les entraînements sur chaise impliquent généralement des mouvements assis tels que des torsions du torse, des extensions de jambes et des levées de bras. Ils peuvent utiliser le dossier d'une chaise, des bandes de résistance ou de petits poids pour les soutenir lorsqu'ils effectuent des activités debout. Les exercices sur chaise, malgré leur simplicité, peuvent être personnalisés pour correspondre à une variété de niveaux de forme physique, du novice à l'expert, et peuvent offrir un entraînement complet du corps. Les exercices sur chaise sont une option de remise en forme flexible pour la croissance de la force, l'amélioration de la flexibilité et la perte de poids, car ils peuvent être personnalisés pour atteindre les objectifs individuels.

Bien que les exercices sur chaise présentent plusieurs avantages pour la santé, ils conviennent mieux aux personnes âgées ou aux personnes ayant des limitations physiques en raison de leurs avantages par rapport aux autres formes d'exercice. Ce qui suit explique pourquoi les exercices sur chaise sont uniques et offrent des avantages évidents :

1. Convient à tous les niveaux de condition physique

Le fait que les séances d'entraînement sur chaise conviennent aux personnes de tous niveaux de forme physique, en particulier à celles qui ont du mal à se tenir debout ou à participer à des activités à fort impact, est l'un de leurs avantages les plus remarquables. Pour les personnes souffrant de problèmes articulaires, de maladies chroniques comme l'arthrite ou d'une mobilité limitée, les formes d'exercice traditionnelles comme le jogging, les sauts ou la levée de poids peuvent s'avérer difficiles.

À l'inverse, les entraînements sur chaise offrent un cadre confortable où les mouvements sont effectués en position assise, réduisant considérablement la tension sur les muscles, les articulations et les os.

Les exercices sur chaise offrent une initiation à l'activité physique sans risque de blessure ni de surmenage pour les débutants ou ceux qui se remettent en forme après une longue pause. Ils permettent aux gens d'améliorer progressivement leur condition physique et de gagner en confiance sans avoir à effectuer des exercices de plus en plus difficiles ou éprouvants.

2. Sécurité et réduction du risque de blessure

Les entraînements sur chaise offrent un avantage majeur en termes de sécurité, ce qui constitue une priorité absolue pour de nombreuses personnes âgées et personnes ayant des problèmes de santé. Les exercices assis réduisent le risque de chute ou de perte d'équilibre, ce qui est particulièrement avantageux pour les personnes ayant des muscles faibles ou une mauvaise coordination. Ceci est crucial puisque les chutes sont une cause majeure de blessures chez les personnes âgées, entraînant souvent des fractures ou d'autres problèmes graves.

Ces exercices sont également plus doux pour le corps grâce à la structure de soutien de la chaise, qui réduit la tension sur les os et les articulations. Les personnes souffrant d'ostéoporose ou d'arthrite peuvent rester actives grâce à des séances d'entraînement sur chaise sans ressentir de douleur ou d'inconfort. Les exercices sur chaise sont sans danger pour les personnes souffrant de problèmes de santé ou de blessures antérieures en raison des mouvements contrôlés, qui réduisent également le risque d'extension excessive des muscles ou des tendons.

3. Flexibilité pour répondre aux demandes personnelles

L'adaptabilité des exercices sur chaise est l'une de ses caractéristiques les plus fascinantes. Ces exercices peuvent facilement être modifiés pour répondre aux besoins de différentes personnes. Le niveau de difficulté et l'intensité des exercices sur chaise peuvent être modifiés pour s'adapter aux débutants, aux patients chirurgicaux ou à toute personne recherchant un entraînement plus difficile.

Certains mouvements peuvent être rendus plus difficiles, par exemple en utilisant des bandes de résistance ou de petits poids à main ; ceux qui ont besoin de plus d'aide peuvent s'en tenir à des activités faciles et modérées. Avec cette méthode, les exercices sur chaise peuvent cibler divers objectifs de mise en forme, tels que l'augmentation de la flexibilité et de la force, le tout dans le même cadre.

De plus, les entraînements sur chaise peuvent être adaptés pour se concentrer sur certaines parties du corps, telles que les bras, les jambes ou le tronc. Ils sont donc particulièrement utiles pour ceux qui souhaitent se concentrer sur une zone particulière sans exercer d'efforts excessifs sur d'autres parties du corps. Par exemple, une personne qui se remet d'une opération au genou peut se concentrer sur le renforcement du haut de son corps sans se tenir debout ni exercer de poids sur le bas de son corps.

4. Accès facile et besoins d'équipement minimes

Les exercices sur chaise ont également l'avantage d'être pratiques. Tant qu'il existe une chaise solide, elles peuvent être réalisées presque n'importe où. Ils constituent une alternative souhaitable pour ceux qui pourraient avoir des difficultés à accéder aux installations d'entraînement conventionnelles car ils ne nécessitent pas d'abonnement à un gymnase ni d'équipement spécialisé.

Pour les seniors qui aiment s'entraîner à la maison, les exercices sur chaise sont idéaux. Une chaise solide est tout ce dont vous avez besoin ; vous pouvez ajouter d'autres équipements, tels que des bandes de résistance ou des poids légers, pour varier, mais ils ne sont pas nécessaires. Pour cette raison, les entraînements sur chaise sont simples et abordables à intégrer dans une routine, quelle que soit la situation de vie de la personne.

Les personnes qui vivent dans des appartements, des résidences-services ou des maisons plus petites peuvent bénéficier des exercices sur chaise car ils sont portables et peuvent être effectués dans de petits espaces. Les personnes âgées et les personnes à mobilité réduite peuvent rester actives sans les problèmes logistiques liés aux ensembles d'entraînement plus importants en raison des exigences minimales d'espace et d'équipement.

5. Assimilation dans la vie quotidienne

L'un des avantages évidents des entraînements sur chaise est qu'ils sont simples à inclure dans les routines quotidiennes. Les exercices sur chaise peuvent souvent être effectués par courtes périodes tout au long de la journée, contrairement aux routines de remise en forme plus complexes qui peuvent nécessiter du temps et une attention particulière. Les personnes âgées et celles ayant des horaires chargés peuvent trouver plus facile de maintenir une routine d'activité physique régulière si elles peuvent diviser leurs séances d'entraînement en plus petites périodes.

Par exemple, on peut étirer le haut du corps en étant assis à un bureau ou à une table à manger, ou effectuer une série de levées de jambes tout en regardant la télévision. Puisqu'il n'est pas nécessaire de prévoir beaucoup de temps pour faire de l'exercice, cette flexibilité facilite le respect d'une routine. Les entraînements sur chaise sont une option de remise en forme à long terme car ils peuvent être intégrés aux activités quotidiennes.

6. Efficace mais à faible impact

Les exercices sur chaise peuvent être très bénéfiques pour augmenter la force, la flexibilité et la forme cardiovasculaire, même s'ils ont un faible impact et sont doux pour les articulations. Les exercices sur chaise peuvent fournir un entraînement stimulant et complet avec les bons mouvements et ajustements, malgré l'idée fausse répandue selon laquelle ils ne peuvent pas être aussi intenses que les exercices debout.

Alors que les marches assises ou les tapes sur les orteils peuvent augmenter la fréquence cardiaque lors d'un entraînement aérobique, les exercices du haut du corps comme les boucles de biceps assis ou les poussées de poitrine assises peuvent développer efficacement la force musculaire. Les gens peuvent toujours gagner du muscle et améliorer leur condition physique sans rester debout ni effectuer de mouvements de haute intensité grâce aux exercices sur chaise, qui sont contrôlés et permettent un engagement musculaire ciblé.

7. Adapté aux maladies chroniques et à la réadaptation

Le fait que les exercices sur chaise puissent être utilisés par les personnes en rééducation ou aux prises avec des problèmes médicaux à long terme constitue un autre avantage important. Les programmes d'exercices conventionnels sollicitent souvent trop les muscles, les os ou les articulations en cours de guérison, ce qui peut entraver la récupération ou exacerber les symptômes de certaines maladies. À l'inverse, les exercices sur chaise sont suffisamment doux pour être intégrés à un programme de rééducation destiné aux personnes qui se remettent d'une maladie, d'une blessure ou d'une intervention chirurgicale.

Parce que les exercices sur chaise ont peu d'impact et encouragent la mobilité, essentielle à la santé générale, ils sont bénéfiques pour les personnes souffrant de maladies chroniques comme l'arthrite, l'ostéoporose ou les maladies cardiovasculaires. L'exercice fréquent peut prévenir l'affaiblissement musculaire, augmenter le flux sanguin et réduire la raideur, autant d'éléments essentiels à la gestion des maladies chroniques. Les exercices sur chaise, en particulier, offrent un moyen sûr et efficace de maintenir le corps en mouvement, évitant ainsi la perte de mobilité qui peut survenir après de longues périodes d'inactivité.

Étant donné que les exercices sur chaise aident les patients à développer leur force, leur flexibilité et leur amplitude de mouvement sans exercer de pression excessive sur les zones sensibles, les physiothérapeutes les intègrent généralement dans les plans de réadaptation. Par exemple, une personne qui se remet d'une opération à la hanche ou au genou peut progressivement augmenter son niveau de forme physique et préparer son corps à reprendre des formes d'exercice plus conventionnelles en travaillant sur le renforcement du tronc ou du haut du corps en position assise.

8. Encourage l'autosuffisance et le vieillissement sur place

Maintenir leur indépendance est une priorité absolue pour de nombreuses personnes âgées, et les exercices sur chaise peuvent les aider à rester indépendants plus longtemps. À mesure que les gens vieillissent, leur force musculaire, leur flexibilité et leur équilibre peuvent diminuer, ce qui rend les tâches quotidiennes comme se lever du lit, se lever d'une chaise ou faire de courtes promenades plus difficiles. La force physique nécessaire pour accomplir ces tâches de manière autonome est développée et entretenue par les seniors à l'aide d'exercices sur chaise.

La capacité d'effectuer les tâches quotidiennes en toute sécurité et de manière indépendante est connue sous le nom de condition physique fonctionnelle, et elle peut être améliorée chez les personnes âgées par des exercices réguliers sur chaise. Cela peut réduire leur peur de tomber ou de se blesser en renforçant leur confiance en eux. Les exercices sur chaise aident donc les personnes âgées à vieillir sur place en leur permettant de rester chez elles et dans leur communauté pendant de longues périodes sans avoir besoin de beaucoup d'aide.

De plus, la force et la mobilité accrues que procurent les exercices sur chaise peuvent améliorer la qualité de vie des personnes âgées en leur permettant de voyager, de s'adonner à des passe-temps et de profiter d'activités sociales. Les personnes âgées bénéficient émotionnellement et physiquement de ce sentiment d'indépendance qui préserve leur autonomie et leur dignité.

9. Avantages pour la santé mentale et cognitive

Les exercices sur chaise présentent des avantages physiques évidents, mais il est important de considérer également leurs effets sur la santé mentale. Il a été démontré que l'exercice fréquent, même de simples exercices sur chaise, réduit les symptômes de stress, d'anxiété et de dépression. Les endorphines, qui améliorent naturellement l'humeur et améliorent la sensation de bien-être, sont libérées lorsque vous faites de l'exercice. Les personnes âgées qui sont plus susceptibles de ressentir des sentiments de solitude ou d'isolement peuvent bénéficier des exercices sur chaise.

Les entraînements sur chaise présentent des avantages cognitifs en plus d'améliorer la santé mentale. Les entraînements sur chaise nécessitent de la coordination et de la concentration pour bon nombre de leurs actions, ce qui peut améliorer et stimuler les performances cognitives. Par exemple, les exercices qui consistent à lever les jambes et à bouger les bras obligent les participants à se concentrer sur la coordination de nombreux mouvements simultanément, ce qui améliore la clarté mentale.

Parce qu'un engagement mental fréquent aide à prévenir le déclin cognitif et à augmenter la mémoire, cette stimulation cognitive est particulièrement importante pour les personnes âgées. Les exercices sur chaise peuvent servir de sorte de méditation en mouvement, favorisant la relaxation et la réduction du stress lorsqu'ils sont associés à des mouvements délibérés et à une respiration ciblée. Inclure des exercices sur chaise dans la routine d'une personne âgée peut l'aider à se détendre physiquement et mentalement, améliorant ainsi sa qualité de vie globale si elle a du mal à dormir ou est soumise à beaucoup de stress.

10. Encourage l'engagement dans les groupes et l'interaction sociale

Les exercices sur chaise sont généralement effectués en groupe, par exemple dans des centres communautaires, des résidences pour personnes âgées ou des programmes de fitness en ligne, bien qu'ils puissent également être effectués seuls. Un avantage supplémentaire des entraînements sur chaise est qu'ils encouragent l'interaction sociale et la connexion. De nombreuses personnes âgées pensent que le maintien de liens sociaux est essentiel à leur bien-être mental et émotionnel. Les groupes d'exercices favorisent un sentiment de soutien et de camaraderie qui maintient les gens motivés et responsables de leurs programmes de remise en forme.

En plus d'améliorer l'expérience et de réduire le sentiment de solitude, faire de l'exercice avec d'autres peut également favoriser une atmosphère dynamique et agréable. Les personnes âgées qui vivent seules ou loin de leur famille ont la chance de rencontrer de nouvelles personnes, de se faire des amis et d'échanger leurs expériences grâce à des cours d'exercices sur chaise. En réduisant les émotions de solitude, cette interaction sociale peut favoriser une meilleure santé mentale.

Les groupes en ligne ou les entraînements virtuels sur chaise peuvent vous permettre de vous sentir plus connecté et motivé, même si vous préférez vous entraîner à la maison. En rejoignant un club virtuel, les gens peuvent s'entraîner dans le confort de leur foyer et rester encouragés et engagés. Les entraînements sur chaise peuvent être plus agréables et durables dans le cadre d'un mode de vie sain, car ces cultures valorisent l'amitié et les objectifs communs.

11. Simple à adapter et à personnaliser

La possibilité d'adapter et de personnaliser facilement les entraînements sur chaise en fonction des besoins et des objectifs de chaque personne constitue un autre avantage important. Les exercices sur chaise offrent un cadre flexible qui peut être personnalisé en fonction du niveau de forme physique, des limites physiques et des préférences personnelles d'une personne, quelle que soit la durée de ses exercices.

Par exemple, les personnes souffrant d'inconfort articulaire ou de problèmes de mobilité pourraient s'en tenir à des exercices plus doux et à faible impact axés sur la flexibilité et la mobilité, tandis que les participants plus expérimentés peuvent augmenter la mise avec des poids, des bandes de résistance ou des routines plus dynamiques. En raison de leur adaptabilité, les exercices sur chaise peuvent maintenir les gens au défi et les aider à devenir plus en forme à mesure que leur niveau de forme physique augmente.

Les exercices sur chaise peuvent être conçus pour se concentrer sur des problèmes de santé particuliers, tels que le renforcement des muscles centraux, la réduction des maux de dos ou l'amélioration de la posture. Les entraînements sur chaise sont une option très flexible pour quiconque tente d'atteindre des objectifs de remise en forme particuliers sans exercer de pression excessive sur son corps en raison de sa capacité d'adaptation. Étant donné que les entraînements sur chaise permettent aux utilisateurs de personnaliser les exercices en fonction de leurs propres besoins, ils favorisent un sentiment d'indépendance et d'autonomisation en matière de remise en forme.

Les entraînements sur chaise sont une excellente option pour les personnes de tous niveaux de forme physique, en particulier les personnes âgées et celles à mobilité réduite, car ils offrent plusieurs avantages spécialisés. De nombreux facteurs, tels que l'accessibilité, la sécurité, la polyvalence et la commodité, rendent les exercices sur chaise avantageux. En offrant une méthode efficace et à faible impact pour augmenter la force, la flexibilité et la condition physique globale, les exercices sur chaise aident les gens à conserver leur indépendance, à améliorer leur bien-être physique et mental et à mener une vie plus saine. Les exercices sur chaise offrent une approche utile, durable et agréable pour rester actif et en bonne santé, qu'ils soient pratiqués en groupe ou seuls, à la maison ou en communauté.

Avantages Pour La Santé Mentale Et Physique

Pour les personnes âgées, en particulier celles à mobilité réduite ou ayant des problèmes d'équilibre, les séances d'entraînement sur chaise offrent une façon nouvelle et efficace de bouger. S'engager dans ces activités peut améliorer considérablement la santé mentale et physique et promouvoir un mode de vie plus sain. *Nous examinerons ci-dessous les principaux avantages de l'entraînement sur chaise pour la santé physique et mentale des seniors :*

Avantages pour la santé physique :

1. **Endurance et force améliorées :** L'augmentation de la force musculaire et de l'endurance est l'un des principaux avantages des exercices sur chaise. Les personnes âgées peuvent bénéficier d'exercices réguliers sur chaise qui augmentent le tonus musculaire, en particulier dans le haut et le bas du corps. Les personnes âgées peuvent préserver leur force fonctionnelle en effectuant des exercices axés sur les zones musculaires importantes, comme des levées de jambes, des presses pectorales et des flexions des biceps en position assise. Ceci est nécessaire pour les activités quotidiennes, notamment se lever d'une chaise, monter les escaliers et faire les courses.

2. **Une plus grande adaptabilité :** Les pertes de flexibilité liées à l'âge entraînent des raideurs et un risque accru de blessures. Les mouvements d'étirement utilisés dans les exercices sur chaise peuvent augmenter la flexibilité dans des zones clés telles que les épaules, les hanches et le dos. Les personnes âgées peuvent effectuer leurs tâches quotidiennes plus confortablement en conservant leur amplitude de mouvement à l'aide de poses telles que la flexion avant assise et les torsions assises.

3. **Coordination et équilibre améliorés :** Les personnes âgées sont particulièrement préoccupées par les chutes car nombre d'entre elles provoquent des blessures importantes. Les exercices sur chaise qui testent la stabilité peuvent améliorer la coordination et l'équilibre. L'équilibre nécessite une stabilité de base, qui est renforcée par des exercices tels que les atteintes latérales et les levées de jambes assises. Les personnes âgées qui effectuent ces mouvements quotidiennement peuvent augmenter leur stabilité globale et réduire leurs risques de chute.

4. **Contrôler le poids :** La gestion du poids nécessite une activité régulière, notamment en position assise. Pour les personnes âgées qui souhaitent perdre du poids ou maintenir un poids santé, les exercices sur chaise peuvent augmenter la dépense calorique. Des exercices plus dynamiques, comme

les extensions de jambes ou la marche assise, peuvent augmenter la fréquence cardiaque et aider les gens à perdre du poids. De plus, maintenir un poids santé réduit vos risques de contracter des maladies à long terme comme le diabète et les maladies cardiaques.

5. **Santé cardiaque :** En augmentant la fréquence cardiaque et la circulation, les exercices sur chaise améliorent la forme cardiovasculaire. Des exercices simples comme des cercles de bras et des marches assises peuvent augmenter la fréquence cardiaque et renforcer le cœur. S'engager régulièrement dans ces activités peut aider à réduire le risque de maladie cardiaque, à améliorer le taux de cholestérol et à abaisser la tension artérielle.

6. **Gestion de la douleur et santé des articulations :** La raideur et l'inconfort articulaires sont typiques chez les personnes âgées et sont fréquemment provoqués par des maladies comme l'arthrite. Les entraînements sur chaise peuvent fournir des mouvements doux qui améliorent la santé des articulations et lubrifient les articulations. La qualité de vie des personnes âgées peut être améliorée grâce à des exercices à faible impact et à des étirements assis pour soulager la douleur et la raideur. Le maintien de la fonction articulaire nécessite une mobilité régulière, ce qui peut

également contribuer à atténuer la gravité des symptômes de l'arthrite.

Avantages de la santé mentale

1. **Diminution des signes d'anxiété et de désespoir :** Il a été démontré que l'activité physique, y compris les exercices sur chaise, améliore le bien-être mental. L'exercice fréquent aide à réduire les émotions d'inquiétude et de désespoir en libérant des endorphines, les stimulants naturels de l'humeur du corps. Les personnes âgées peuvent trouver que les exercices sur chaise les aident à se sentir plus heureuses et moins déprimées ou seules.

2. **Capacités mentales améliorées :** De plus en plus de recherches suggèrent que l'activité physique peut améliorer les capacités cognitives des personnes âgées. L'exercice fréquent augmente le flux sanguin vers le cerveau, ce qui améliore la neuroplasticité et favorise la croissance de nouvelles cellules cérébrales. Parce que les exercices sur chaise font travailler à la fois le corps et l'esprit, ils peuvent être un outil utile pour les personnes âgées, surtout lorsque des problèmes de mémoire ou de coordination s'ajoutent à l'activité physique.

3. **Confiance et estime de soi accrues** : Effectuer des exercices sur chaise peut renforcer la confiance et l'estime de soi tout en donnant un sentiment d'accomplissement. Les personnes âgées peuvent se sentir plus capables d'accomplir les tâches quotidiennes lorsque leur force, leur flexibilité et leur équilibre s'améliorent grâce à l'exercice. Les gens peuvent être incités à tenter de nouvelles choses, à socialiser davantage et à participer à des événements communautaires grâce à leur confiance accrue.

4. **Engagement social et communication** : Les séances d'exercices en groupe sur chaise sont une source d'inspiration et de plaisir pour de nombreuses personnes âgées. Les gens peuvent interagir les uns avec les autres dans ces contextes sociaux, favorisant ainsi un sentiment de communauté et d'appartenance. Pratiquer une activité physique avec d'autres personnes peut améliorer la santé mentale en réduisant les sentiments de solitude et d'isolement. Les aînés peuvent parler de leurs expériences, se soutenir mutuellement et célébrer leurs réalisations dans un cadre favorable lors de séances de groupe.

5. **Détente et réduction du stress :** Les exercices sur chaise et autres activités physiques régulières sont des moyens efficaces de réduire le stress. Les neurotransmetteurs qui aident à contrôler l'humeur sont libérés davantage lorsque

vous faites de l'exercice, ce qui réduit le stress et l'anxiété. De plus, des exercices de respiration favorisant la relaxation peuvent être intégrés aux exercices sur chaise pour aider les personnes âgées à gérer leur niveau de stress. Les personnes âgées peuvent atteindre leur calme intérieur et se recentrer face aux problèmes quotidiens en pratiquant la pleine conscience en se concentrant sur leur respiration et leurs mouvements.

6. **Qualité de vie améliorée :** Les exercices sur chaise améliorent la qualité de vie en offrant des bienfaits pour la santé physique et mentale. Les personnes âgées peuvent trouver plus simple de participer à des activités sociales, de poursuivre des passe-temps et de profiter pleinement de la vie à mesure que leur force, leur flexibilité et leur confiance augmentent. L'exercice fréquent peut aider les personnes âgées à rester indépendantes plus longtemps en leur donnant la confiance dont elles ont besoin pour mener une vie plus heureuse et plus active.

Les exercices sur chaise sont un excellent ajout à tout programme de conditionnement physique, car ils offrent aux personnes âgées plusieurs avantages en matière de santé physique et mentale. En améliorant leur force, leur flexibilité, leur équilibre et leur santé cardiovasculaire, ces activités aident les personnes âgées à devenir plus indépendantes et à se sentir mieux en général. Les avantages globaux d'une activité physique régulière sont en outre mis en évidence par les avantages pour la santé mentale, qui comprennent une diminution des symptômes de dépression, une amélioration des performances cognitives et une interaction sociale accrue.

Les exercices sur chaise sont un moyen amusant, sûr et efficace pour les personnes âgées de rester actives et de s'épanouir au cours de leurs années d'or si elles souhaitent améliorer leur santé. Les personnes âgées peuvent jouir d'une vie plus heureuse, plus saine et plus épanouissante à mesure qu'elles sont plus nombreuses à prendre conscience des avantages des exercices sur chaise.

Influence Sur Le Contrôle Du Poids

Contrôler son poids est crucial pour préserver la santé générale, en particulier pour les personnes de plus de 70 ans. Maintenir un poids santé devient de plus en plus difficile à mesure que nous vieillissons, car notre métabolisme ralentit. La gestion du poids peut être grandement affectée par l'exercice régulier, en particulier les exercices sur chaise.

Maintenir un poids santé en combinant exercice et régime est connu sous le nom de gestion du poids. Parce que le surpoids augmente le risque de maladies chroniques, notamment le diabète, les maladies cardiaques et les problèmes articulaires, le contrôle du poids est particulièrement crucial pour les personnes âgées. À l'inverse, l'insuffisance pondérale peut entraîner une déficience du système immunitaire, une malnutrition et une faiblesse musculaire. Il est donc essentiel de trouver le bon équilibre.

Comment les exercices sur chaise aident à la gestion du poids

1. **Dépense calorique :** Brûler plus de calories que vous n'en consommez est l'un des meilleurs moyens de perdre du poids. Les exercices sur chaise peuvent néanmoins apporter une contribution substantielle à la dépense calorique totale, même s'ils ne brûlent pas autant de calories que les activités

à fort impact. Les levées de jambes, les mouvements du haut du corps et la marche assise augmentent tous la fréquence cardiaque et l'activation musculaire, ce qui brûle des calories. Les personnes âgées peuvent augmenter leur niveau d'activité physique sans en faire trop grâce aux exercices sur chaise, qui sont à la fois sûrs et efficaces.

2. **Augmentation de la masse musculaire :** La perte normale de masse musculaire liée au vieillissement est connue sous le nom de sarcopénie. Un métabolisme plus lent provoqué par une masse musculaire moindre peut rendre plus difficile le maintien d'un poids santé. Les entraînements sur chaise axés sur l'entraînement en force, comme les presses pectorales assises et les flexions des biceps, aident à développer et à maintenir la masse musculaire. Gagner du muscle améliore votre composition corporelle globale et vous aide à atteindre un poids santé en plus d'augmenter votre dépense calorique au repos.

3. **Augmentation du métabolisme :** Des exercices fréquents, en particulier des exercices sur chaise, peuvent améliorer les performances métaboliques. Un métabolisme plus efficace est le résultat de l'exercice, qui améliore les voies métaboliques qui aident à décomposer le glucose et les graisses. Pour les personnes âgées en particulier, cela est utile, car un taux métabolique plus élevé peut contribuer à

la perte ou à la gestion du poids et réduire le risque de problèmes de santé associés au poids.

4. **Augmenter les niveaux d'activité physique :** Les exercices sur chaise pourraient être un point de départ pour augmenter l'activité physique. Commencer par des exercices sur chaise pourrait aider les personnes âgées sédentaires à gagner en confiance et en endurance afin de pouvoir participer à davantage d'activités en dehors de leur programme d'exercices. Les personnes âgées peuvent être encouragées à entreprendre de nouvelles activités physiques à mesure que leur force et leur mobilité augmentent, ce qui les aidera dans leurs efforts de gestion du poids.

5. **Durabilité et accessibilité :** La commodité est l'un des principaux avantages des exercices sur chaise. Les exercices courants peuvent être difficiles pour de nombreuses personnes âgées souffrant de douleurs chroniques ou de problèmes de mobilité. Étant donné que les entraînements sur chaise peuvent être effectués à la maison, il est beaucoup plus simple de maintenir une routine. La simplicité d'intégration de ces exercices dans la vie quotidienne encourage le dévouement à un programme d'exercice régulier, essentiel à la gestion du poids.

Les personnes de plus de 70 ans peuvent maintenir efficacement leur poids grâce à des exercices sur chaise. Les personnes âgées peuvent améliorer leur métabolisme, leur masse musculaire, leur dépense calorique et leur niveau général d'activité physique en intégrant ces activités simples à leur routine quotidienne. Bien que maintenir un poids santé puisse être difficile, les personnes âgées peuvent surmonter cet aspect important de leur santé avec les ressources, le soutien et la persévérance appropriés.

Précautions De Sécurité Et Conseils Pour Les Personnes Âgées

Continuer à être physiquement actif à mesure que nous vieillissons est essentiel pour améliorer notre indépendance, notre santé et notre bien-être général. Mais donner la priorité à la sécurité est essentiel pour éviter les accidents et garantir une journée merveilleuse. *Voici des consignes de sécurité et des recommandations complètes pour les personnes âgées effectuant des exercices sur chaise :*

1. Les personnes âgées devraient consulter leur professionnel de la santé avant de commencer un nouveau programme d'exercices. La santé, les médicaments et les capacités physiques d'un individu peuvent être évalués par un médecin ou un physiothérapeute, qui peut ensuite proposer des conseils personnalisés sur les exercices appropriés et les ajustements nécessaires. Pour les personnes âgées souffrant de maladies de longue durée comme l'arthrite, les maladies cardiaques ou les problèmes d'équilibre, cette étape est cruciale.

2. Les chaises d'exercice doivent être robustes, bien conçues et idéalement sans roulettes. Lorsqu'une personne âgée est

assise sur une chaise, ses pieds doivent être à plat sur le sol. Cela favorise un équilibre et une posture appropriés. Lors de l'entraînement, une chaise à dossier haut offre stabilité et soutien. Il améliore le confort et réduit les douleurs du dos. Les personnes dont les muscles sont plus faibles peuvent trouver plus facile de s'asseoir et de se lever sur des chaises dotées d'accoudoirs.

3. L'établissement d'un environnement de formation sécurisé est essentiel pour prévenir les accidents et les chutes. Pour réduire les risques de trébuchement, débarrassez la zone entourant le fauteuil de tout encombrement, tapis lâche ou obstruction. Pour améliorer la sécurité et la visibilité, assurez-vous que la zone d'exercice est bien éclairée. Pour éclairer tout l'espace, pensez à utiliser des plafonniers ou un éclairage vif et naturel. Essayez de vous entraîner sur des surfaces antidérapantes autant que possible. Assurez-vous que le tapis est fermement fixé au sol si vous prévoyez d'en utiliser un.

4. Le confort et la sécurité des entraînements sur chaise peuvent être considérablement affectés par le port de vêtements et de chaussures appropriés. Mettez des vêtements amples qui ne restreignent pas vos mouvements. Évitez tout ce qui gêne les mouvements, comme les robes longues qui pourraient s'emmêler ou les jeans serrés. Mettez

des chaussures antidérapantes, qui améliorent la traction et offrent un bon maintien. Le port de tongs ou de pantoufles peut augmenter le risque de glisser.

5. Pour les seniors en particulier, l'échauffement et la récupération sont des éléments cruciaux de tout programme d'entraînement. Le corps est préparé à un exercice avec un échauffement de 5 à 10 minutes. Le flux sanguin vers les muscles et les articulations peut être amélioré grâce à des exercices légers comme des cercles de poignets, des roulements d'épaules et des marches assises. Après avoir terminé les exercices sur chaise, prenez quelques minutes pour vous étirer et laissez votre pouls baisser. Cela améliore la flexibilité et prévient les douleurs musculaires.

6. Les personnes âgées doivent être conscientes de leur corps et savoir à quel point il est important de prêter attention à leurs sensations lorsqu'elles font de l'exercice. Vous devez arrêter immédiatement de vous entraîner si cela vous cause une douleur ou un inconfort. Habituellement, la douleur est le signe que quelque chose ne va pas et que continuer pourrait être nocif. Tout le monde ne bénéficiera pas de chaque entraînement. Il est acceptable pour les personnes âgées de modifier leurs routines en fonction de leur niveau de confort. Par exemple, une glissade de jambe assise peut

être une meilleure option si le levage de jambe est trop difficile.

7. Tout le monde doit boire suffisamment d'eau, mais les personnes âgées doivent y prêter une attention particulière, car elles n'auront peut-être pas soif même si leur corps a besoin de liquides. Les personnes âgées devraient être encouragées à boire un verre d'eau avant de commencer un programme d'exercice et à se réhydrater par la suite. Buvez beaucoup d'eau si votre entraînement dure plus d'une heure.

8. Une bonne respiration pendant l'exercice peut améliorer à la fois la sécurité et les performances. Lorsqu'elles font de l'exercice, les personnes âgées doivent respirer profondément et régulièrement. Lors d'exercices simples, inspirez par le nez et lors d'exercices plus difficiles, expirez par la bouche. Cette technique favorise la relaxation et aide à fournir de l'oxygène aux muscles.

9. Pour améliorer la stabilité et réduire le risque de chute, les exercices sur chaise peuvent être combinés avec un entraînement à l'équilibre. Vous pouvez renforcer votre tronc et augmenter votre stabilité en incorporant des exercices d'équilibre faciles à votre programme, comme des levées de jambes ou des mouvements assis du talon aux

orteils. Les personnes âgées qui participent à ces activités peuvent éventuellement se sentir plus en sécurité et plus sûres d'elles lorsqu'elles marchent ou se tiennent debout.

10. Les exercices effectués avec d'autres personnes peuvent être agréables, motivants et encourageants. Pensez à assister à un cours d'exercices sur chaise au gymnase ou au centre communautaire de votre région. Travailler avec d'autres favorise un sentiment d'appartenance et peut conduire à une plus grande responsabilité. Faites-en une activité amusante qui favorise les relations et améliore la santé en invitant les membres de la famille à participer aux exercices.

11. Pour les seniors, le suivi de leur réussite peut être un puissant facteur de motivation. Les personnes âgées devraient être encouragées à tenir un journal d'activités dans lequel elles peuvent noter les types d'activités auxquelles elles participent, le temps passé sur chacune d'entre elles et leurs sentiments par la suite. Les gens pourraient être encouragés à rester impliqués en utilisant ce dossier pour suivre les progrès au fil du temps.

12. Pour les personnes qui débutent dans l'exercice physique ou qui ne savent pas comment procéder en toute sécurité, obtenir un conseil professionnel peut être très utile. Parlez à

un physiothérapeute ou à un entraîneur qualifié possédant une expertise en conditionnement physique pour personnes âgées. Ils peuvent concevoir des plans d'entraînement personnalisés qui garantissent des actions sûres et efficaces.

Les seniors peuvent retrouver leur autonomie, améliorer leur qualité de vie et maintenir une bonne condition physique grâce aux exercices sur chaise. Mais le facteur le plus important doit toujours être la sécurité. Les personnes âgées peuvent profiter d'un programme de conditionnement physique sûr et efficace qui répond à leurs besoins uniques et améliore leur bien-être en tenant compte de ces avertissements et recommandations. L'exercice fréquent est crucial pour bien vieillir car il améliore le bien-être mental et social en plus de la forme physique.

Outils Et Équipements Nécessaires Pour Les Exercices Sur Chaise

Lorsque vous utilisez des exercices sur chaise pour améliorer votre condition physique, disposer des bons outils et équipements peut augmenter considérablement l'efficacité de votre routine. Quelques éléments simples peuvent contribuer à rendre les entraînements plus confortables, plus sûrs et plus agréables, même si de nombreux exercices sur chaise peuvent être effectués sans aucun équipement spécialisé. Les instruments et équipements essentiels pouvant soutenir les routines d'exercices sur chaise pour personnes âgées seront abordés dans cette section.

1. Une chaise solide/robuste

Une chaise robuste est l'équipement le plus fondamental pour les exercices sur chaise. Cette chaise doit être solide, confortable et adaptée à la hauteur. La chaise doit être conçue de manière à permettre à l'utilisateur de s'asseoir avec les hanches légèrement plus hautes que les genoux, les pieds à plat sur le sol et les genoux pliés à un angle de 90 degrés. Lors de l'exercice, cette position est cruciale pour préserver un bon équilibre et une bonne posture.

En offrant un soutien supplémentaire, les accoudoirs peuvent faciliter la montée et la descente d'une chaise. Une chaise à dossier droit favorise une bonne posture, nécessaire pour une variété d'exercices.

Surface antidérapante : pour éviter tout glissement lors du déplacement, assurez-vous que la chaise se trouve sur un sol stable ou possède une surface antidérapante.

2. Bandes de résistance

Les bandes de résistance sont des outils pratiques et abordables qui ajoutent de la résistance aux exercices sur chaise, augmentant ainsi l'endurance et la force. Ils conviennent aux utilisateurs ayant différents niveaux de condition physique car ils sont disponibles dans une gamme de niveaux de résistance. Les bandes à boucles, les bandes plates et les bandes tubulaires font partie des variétés. Alors que les bandes tubulaires ont des poignées pour une meilleure adhérence, les bandes à boucles sont généralement plus pratiques pour les exercices assis car elles peuvent être fixées sous les pieds.

Des exercices tels que des levées de jambes, des presses pectorales et des flexions de biceps assis peuvent tous être effectués à l'aide de bandes de résistance. Ils offrent un moyen sûr d'augmenter la résistance sans courir le risque de blessure lié à l'utilisation de poids lourds.

3. Haltères légers

Les haltères légers sont un autre ajout utile à un programme d'entraînement sur chaise. Ils peuvent être utilisés dans une variété d'exercices et sont excellents pour renforcer le haut du corps. Choisissez un poids difficile mais réalisable. Selon leur niveau de force, les personnes âgées peuvent peser entre un et cinq livres.

Choisissez des haltères faciles à tenir. Certains peuvent inclure des surfaces rugueuses ou caoutchoutées pour empêcher les gens de glisser, ce qui est particulièrement utile pour ceux qui ont les mains faibles.

Utilisez des haltères qui ne provoquent ni douleur ni tension. Il est conseillé de commencer avec des poids plus petits et de les augmenter progressivement à mesure que la force augmente.

4. Une surface antidérapante ou un tapis de yoga

Les exercices sur chaise peuvent être rendus plus sûrs en utilisant un tapis de yoga ou en veillant à ce que la surface soit antidérapante. Les glissades et les chutes sont évitées en utilisant un tapis pour amortir les pieds. Un tapis plus épais convient mieux aux activités assises car il peut offrir un plus grand rembourrage.

Pour empêcher le tapis de bouger pendant l'entraînement, placez-le sur une surface plane et solide.

5. Chaise, oreiller ou bloc de yoga

Pendant une série d'exercices, un oreiller ferme où un bloc de yoga peut aider à offrir confort et soutien. Pour faciliter la réalisation de certains étirements, surélevez les jambes avec un bloc ou un oreiller. Ils peuvent également vous aider à maintenir une bonne posture en offrant un soutien supplémentaire lorsque vous êtes assis. Lors d'entraînements prolongés, l'utilisation d'un coussin au design ferme peut rendre les choses plus confortables.

6. Une bouteille d'eau

Tout programme d'entraînement, y compris les exercices sur chaise, nécessite une bonne hydratation. Des pauses hydratation régulières sont encouragées lorsque l'eau est facilement accessible. Vous pouvez rester hydraté tout en vous entraînant avec une petite bouteille d'eau légère.

7. Une serviette

Pendant les entraînements sur chaise, une serviette peut être utilisée à diverses fins. Couvrir le siège de la chaise avec une serviette pourrait rendre l'assise plus confortable et plus favorable. Dans les zones plus chaudes, une serviette peut également être utilisée pour essuyer la transpiration et maintenir l'hygiène personnelle lors de l'entraînement.

8. Équipement audio ou musique

Les exercices sur chaise peuvent être rendus plus agréables et motivants en utilisant de la musique ou un appareil audio. Une musique énergisante stimule la motivation et l'humeur pendant l'exercice. Les personnes âgées peuvent trouver plus simple de terminer leurs exercices si elles reçoivent des conseils et un timing grâce à des entraînements audio guidés.

9. Manuel d'entraînement ou source vidéo

L'expérience des exercices sur chaise peut être considérablement améliorée en ayant accès à un manuel d'exercices ou à une ressource vidéo. En garantissant que les exercices sont effectués correctement, l'instruction visuelle peut contribuer à réduire le risque de blessure.

Les ressources proposant une variété d'activités encouragent une participation régulière en gardant les routines intéressantes et captivantes. Pour vous aider à définir et atteindre vos objectifs, plusieurs guides incluent des outils de suivi.

10. Chaussures de soutien

Des chaussures appropriées sont cruciales pour le confort et la sécurité lors des entraînements sur chaise, même s'il ne s'agit pas techniquement d'un équipement au sens habituel du terme. Les semelles antidérapantes des chaussures réduisent le risque de chute, notamment en se levant ou en sortant d'une chaise. Des chaussures bien ajustées réduisent les risques d'inconfort pendant l'activité en offrant le bon niveau de soutien et de confort.

Disposer des bons outils pour les exercices sur chaise peut améliorer l'expérience globale et augmenter la sécurité et l'efficacité des séances. En plus d'ajouter de la variété aux programmes d'exercices, une chaise robuste, des bandes de résistance, des haltères légers et d'autres équipements utiles répondent également aux besoins uniques des personnes âgées. Les personnes âgées peuvent s'engager davantage dans leurs programmes d'exercice lorsqu'elles bénéficient d'un environnement sûr et confortable, ce qui améliore leur santé physique, leur indépendance et leur qualité de vie. Comme toujours, parlez-en à votre médecin avant de commencer un nouveau programme de remise en forme, surtout si vous souffrez de problèmes de santé sous-jacents.

CHAPITRE 2 : EXERCICES DE DÉMARRAGE ET D'ÉCHAUFFEMENT

Déterminez Votre Niveau De Forme Physique Actuel

Surtout pour les personnes âgées de plus de 70 ans, déterminer votre niveau de forme physique actuel est une première étape cruciale dans l'élaboration d'un programme d'exercices réussi. Vous pouvez fixer des objectifs raisonnables, adapter votre programme d'entraînement à vos capacités et suivre vos progrès au fil du temps en étant conscient de votre condition physique actuelle. Votre médecin peut être informé de toute limitation particulière que vous pourriez avoir grâce à cette évaluation.

Pourquoi devriez-vous examiner votre niveau de forme physique ?

1. Tout le monde a un physique unique, surtout en vieillissant. En déterminant votre niveau de forme physique, vous pouvez ajuster votre programme d'entraînement pour répondre à vos objectifs et limites uniques.

2. Reconnaître vos compétences et vos limites peut vous aider à les développer, tout en reconnaissant vos limites peut vous

orienter vers des domaines dans lesquels vous pouvez vous
améliorer.

3. En évaluant votre niveau de forme physique, vous pouvez
   créer des objectifs réalisables qui vous motiveront sans être
   trop exigeants.

4. Des évaluations fréquentes peuvent vous procurer de la
   motivation et un sentiment d'accomplissement en vous
   permettant de suivre votre évolution au fil du temps.

5. En identifiant les risques possibles pour la santé ou les
   blessures, une évaluation approfondie vous permet d'éviter
   les exercices susceptibles d'exacerber des conditions
   préexistantes.

Lorsque vous évaluez votre niveau de forme physique, examinez les domaines clés suivants :

1. Endurance cardiovasculaire : Cela témoigne de la capacité de votre cœur et de vos poumons à tolérer un effort physique prolongé.

Comment évaluer :

Le Timed Walk Test est une méthode fondamentale. Voyez jusqu'où vous pouvez marcher en six minutes sur une ligne droite et plane (comme une piste ou un couloir). Une distance commune pour les seniors se situe entre 300 et 400 mètres. Vous pouvez utiliser votre tapis roulant ou votre vélo stationnaire à la place.

2. Force musculaire : C'est la force maximale qu'un muscle est capable de produire.

Comment évaluer :

Le Chair Stand Test est une méthode d'évaluation. Placez vos bras sur votre poitrine et asseyez-vous sur le bord d'une chaise stable. Levez-vous, puis faites une pause de 30 secondes pour vous asseoir. Pendant ce temps, comptez le nombre de fois où vous pouvez vous lever. 8 à 12 répétitions constituent généralement un bon score. Évaluez votre capacité à réaliser des boucles de biceps assis avec de petits poids pour un test plus difficile.

3. Flexibilité : L'amplitude de mouvement de vos muscles et de vos articulations est ce que l'on appelle la flexibilité.

Comment évaluer :

Un excellent substitut est le test Chair Sit and Reach. Avec un pied au sol et une jambe tendue devant vous, asseyez-vous sur le bord d'une chaise. Atteignez vos orteils sur la jambe tendue avec les deux mains. Évaluez votre amplitude de mouvement au-delà de vos orteils. Il est considéré comme approprié que les personnes âgées se trouvent à 2 à 4 pouces au-delà de leurs orteils.

4. Solde : Le maintien de l'indépendance et la prévention des chutes nécessitent un équilibre.

Comment évaluer :

Une chaise peut être utilisée pour fournir un soutien lors de l'exécution du test sur pied sur une seule jambe. Aussi longtemps que vous le pouvez, restez debout sur une jambe sans rien toucher. Visez au moins 10 secondes par jambe, idéalement.

5. Composition corporelle : Le pourcentage de masse grasse et non grasse dans votre corps est appelé composition corporelle.

Comment évaluer :

Bien que les mesures les plus précises nécessitent un équipement spécialisé, des méthodes de base comme la mesure de votre tour de taille peuvent être adéquates. Un risque élevé de problèmes de santé peut être indiqué par un tour de taille supérieur à 35 pouces pour les femmes et à 40 pouces pour les hommes.

Instruments d'évaluation

1. **Trackers de remise en forme :** Votre niveau de forme physique total est influencé par votre fréquence cardiaque, vos habitudes de sommeil et vos niveaux d'activité quotidiens, qui peuvent tous être utilement déterminés par des trackers de fitness portables.

2. **Applications mobiles :** Vous pouvez parcourir les tests et suivre vos progrès au fil du temps à l'aide de diverses applications.

3. **Évaluation professionnelle :** Demandez conseil à un physiothérapeute ou à un entraîneur personnel spécialisé dans le fitness pour seniors, si possible. Ils peuvent faire une évaluation complète et créer un plan de formation personnalisé en fonction de vos besoins.

Une première étape essentielle dans la création d'un programme d'exercices pour seniors réussi consiste à déterminer votre niveau de forme physique actuel. Connaître votre composition corporelle, votre force physique, votre flexibilité, votre équilibre et votre endurance cardiovasculaire vous permet de vous fixer des objectifs raisonnables, de suivre vos progrès et, éventuellement, d'améliorer votre santé et votre bien-être en général. Gardez à l'esprit que chacun a un chemin différent vers la forme physique, vous devez donc y aller à votre rythme.

Établir Des Objectifs Réalisables Et Surveiller Les Résultats

Fixer des objectifs raisonnables et suivre efficacement les progrès sont essentiels pour tirer le meilleur parti des exercices sur chaise. Tout programme d'exercices doit inclure l'établissement d'objectifs car il fournit une inspiration et des conseils. Fixer des objectifs aide à rester concentré sur vos objectifs et facilite l'élaboration d'un plan d'action méthodique. Fixer des objectifs clairs aux personnes âgées qui effectuent des exercices sur chaise peut améliorer leur bien-être physique, leur estime de soi et leur qualité de vie globale.

Il existe deux types d'objectifs : à court terme et à long terme

Il suffit de quelques semaines ou mois pour atteindre les objectifs à court terme. Ils peuvent vous garder motivé et servir de tremplin vers des objectifs plus ambitieux. Les objectifs à long terme sont plus importants, car leur réalisation peut prendre des mois, voire des années. Ces objectifs offrent à votre parcours de remise en forme une perspective plus large et vous permettent de vous concentrer sur les tournants importants.

Assurez-vous que vos objectifs sont réalistes, réalisables et adaptés à votre niveau de compétence lorsque vous les fixez, en particulier pour les exercices sur chaise. *Voici une procédure détaillée pour créer des objectifs réussis :*

1. Avant de fixer des objectifs, évaluez votre niveau de forme physique. Pensez à votre mobilité globale, votre force, votre flexibilité et votre équilibre. Cette évaluation vous aidera à fixer des objectifs raisonnables et à déterminer ce qui est réalisable.

2. Pensez aux aspects de votre condition physique que vous aimeriez améliorer. Voulez-vous améliorer votre équilibre, perdre du poids ou devenir plus fort et plus flexible ? Fixer des objectifs plus ciblés sera possible si vous pouvez identifier des domaines d'intervention clairs.

3. Utilisez le critère SMART pour vous assurer que vos objectifs sont efficaces :

- ● *Spécifique : Énoncez clairement vos objectifs (par exemple « Je veux améliorer la force de mes jambes »).*

- ● *Mesurable : Établissez des points de repère (par exemple : « Je serai capable d'effectuer 10 levées de jambes assises d'affilée ») pour suivre votre développement.*

- ● *Réalisable : Assurez-vous que vos objectifs (par exemple, « J'augmenterai mes levées de jambes assises de 5 à 10 d'ici quatre semaines »)* sont adaptés à votre niveau de forme physique actuel et à vos éventuelles limitations.

● **Pertinent :** *Vos objectifs doivent correspondre à vos objectifs de santé générale (par exemple, « Améliorer ma force m'aidera à conserver mon indépendance »).*

● **Caution temporelle :** *Donnez-vous une date limite pour atteindre vos objectifs (par exemple, « Je terminerai cela dans le mois prochain »).*

4. Puisque la vie peut être imprévisible, il est essentiel d'être flexible. Réévaluez vos objectifs et effectuez les ajustements nécessaires si vous rencontrez des obstacles ou des revers. Être adaptable vous permet de rester motivé et engagé dans votre programme d'entraînement.

Suivi de votre développement

Suivre vos progrès est crucial pour maintenir votre motivation et votre concentration une fois que vous avez fixé vos objectifs. Le suivi de vos réalisations vous permet de reconnaître les domaines qui pourraient nécessiter plus d'attention tout en appréciant vos victoires. Voici quelques excellentes méthodes pour suivre les progrès :

1. Notez vos exercices, vos répétitions et vos émotions au fur et à mesure. En documentant ces données, vous pourrez

suivre votre évolution au fil du temps et connaître vos réussites.

2. Pour suivre visuellement vos objectifs et vos progrès, créez un tableau de progression. Pour surveiller des mesures particulières, telles que le nombre de répétitions ou la durée d'une séance d'exercice, vous pouvez utiliser des tableaux ou des graphiques. Les aides visuelles qui mettent en valeur vos progrès peuvent être incroyablement motivantes.

3. Décomposez vos objectifs à long terme en morceaux gérables. Lorsque vous atteignez chaque étape, qu'il s'agisse d'améliorer vos performances dans une activité particulière ou de respecter votre programme, célébrez vos réussites.

4. Examinez régulièrement votre parcours de remise en forme. Pensez à l'évolution de vos objectifs, aux défis que vous avez rencontrés et à vos sensations physiques. La réflexion peut vous fournir des informations importantes et vous permettre d'ajuster vos objectifs si nécessaire.

5. Pour plus de responsabilité et de soutien, parlez à vos proches de vos objectifs et de vos réalisations. Avoir un réseau de soutien peut vous aider à rester motivé et à suivre votre programme d'entraînement.

Pour les personnes âgées qui pratiquent des exercices sur chaise, un bon programme de remise en forme doit inclure la définition d'objectifs raisonnables et le suivi de leurs progrès. Vous pouvez tracer un chemin clair pour atteindre vos objectifs de forme physique en évaluant votre niveau de forme physique actuel, en identifiant les domaines particuliers qui nécessitent des améliorations et en créant des objectifs basés sur les critères SMART.

Inclure Des Considérations Sociales Dans Les Programmes D'exercices Sur Chaise

Le maintien d'une excellente santé nécessite une activité physique, en particulier pour les personnes âgées de plus de 70 ans. L'ajout d'aspects sociaux aux routines d'exercice peut augmenter considérablement la motivation, l'observance et le bien-être général à mesure que les gens font face aux problèmes du vieillissement. Les liens sociaux, l'implication familiale et les séances de groupe favorisent un sentiment de responsabilité, d'encouragement et d'appartenance qui peut influencer considérablement leur parcours de remise en forme.

La valeur de l'engagement social dans l'exercice

S'impliquer socialement est un besoin humain fondamental. Les personnes âgées, qui pourraient se sentir seules ou isolées, devraient y prêter une attention particulière. Intégrer les membres de la famille à des programmes de remise en forme ou participer à des cours d'exercices en groupe peut contribuer à créer une atmosphère positive qui contrecarre les pensées négatives. Selon des études, les personnes âgées qui participent à des activités sociales sont plus susceptibles de s'en tenir à leur programme de remise en forme et de bénéficier des nombreux avantages pour la santé physique et mentale qu'offre l'exercice régulier.

1. **Motivation améliorée :** S'entraîner avec d'autres personnes peut augmenter la motivation. En groupe, les participants peuvent s'entraider, partager leurs défis et célébrer ensemble les réussites. Les personnes âgées peuvent être inspirées à surmonter la souffrance ou la fatigue par cette expérience partagée, sachant qu'elles disposent d'un réseau de soutien derrière elles.

2. **Responsabilité améliorée :** La participation familiale ou l'éducation de groupe peuvent promouvoir la responsabilisation. Les seniors sont moins susceptibles de sauter une leçon ou une séance d'entraînement lorsqu'ils savent que d'autres comptent sur eux pour se présenter. Ils peuvent être inspirés à maintenir la cohérence par cet engagement envers les autres.

3. **Meilleure santé mentale :** Les personnes âgées qui font de l'exercice et socialisent peuvent surmonter leurs sentiments de dépression et de solitude. Les interactions sociales, le partage d'expériences et les conversations peuvent tous améliorer la santé mentale et l'humeur.

Une autre excellente méthode pour intégrer les aspects sociaux dans les routines d'exercices sur chaise consiste à utiliser des programmes d'exercices de groupe spécifiques aux personnes âgées. Ces cours sont fréquemment dispensés par des enseignants certifiés, conscients des exigences particulières des personnes âgées et capables de modifier les exercices en fonction de différents niveaux de forme physique.

1. **Séances disponibles** : Une gamme de séances d'exercices sur chaise est proposée par les centres communautaires, les gymnases et les résidences pour personnes âgées.

2. **Créer une communauté** : Participer régulièrement à des activités de groupe encourage les gens à se connecter avec leurs pairs. Ces échanges ont le potentiel de se transformer en amitiés au fil du temps, offrant un soutien social en dehors de l'environnement du gymnase. En plus de l'activité physique, les personnes âgées peuvent avoir hâte de suivre les cours en raison des amitiés qu'elles nouent avec leurs pairs.

3. **Engager les enseignants** : Des enseignants formés créent une atmosphère accueillante en plus d'animer des exercices. Ils peuvent apporter des idées, diriger des discussions de groupe et ajouter des éléments sociaux à la classe. En encourageant l'interaction entre les étudiants, un

conférencier engageant peut favoriser un sentiment de communauté.

En outre, la motivation des personnes âgées et leur plaisir à faire des exercices sur chaise peuvent être considérablement accrus en impliquant les membres de la famille. L'exercice se transforme en une activité familiale qui favorise la camaraderie, crée des souvenirs durables et renforce les liens familiaux.

1. **Créer une routine de remise en forme familiale :** Les membres de la famille peuvent planifier des séances d'entraînement fréquentes avec leurs proches âgés, en incluant le fitness dans leur emploi du temps quotidien de manière amusante et intéressante. Cet engagement partagé améliore les liens familiaux et encourage des habitudes saines pour les générations futures, qu'il s'agisse d'un cours hebdomadaire d'exercices sur chaise ou d'une séance d'entraînement à la maison.

2. **Rendre ça amusant :** L'exercice formel n'est pas le seul moyen d'impliquer la famille. En plus de promouvoir l'activité physique, des événements agréables comme des soirées dansantes, des jeux basés sur le mouvement ou simplement une promenade dans le parc peuvent maintenir l'engagement des personnes âgées. L'objectif est de garder une atmosphère amusante et légère.

3. **Promouvoir la compréhension et le soutien :** Les membres de la famille peuvent comprendre l'importance de l'activité physique pour maintenir leur indépendance et leur santé en se renseignant sur les activités spécifiques qui aident leurs proches âgés. Les personnes âgées peuvent trouver plus facile de maintenir leurs programmes de remise en forme grâce à ces informations, ce qui peut améliorer l'empathie et le soutien.

4. **Créer des habitudes saines :** En incluant leurs familles dans l'exercice, les personnes âgées peuvent servir de modèles positifs pour les générations à venir. Les membres de la famille peuvent être incités à mener une vie plus active grâce à cette interaction, favorisant ainsi le bien-être général de la famille.

Supprimer les obstacles à l'engagement social

Même si l'exercice social présente de nombreux avantages, certaines personnes âgées peuvent avoir du mal à y participer. Résoudre ces obstacles est essentiel pour favoriser un environnement accueillant et encourageant.

1. **Problèmes de transport :** Se rendre aux centres communautaires ou aux activités de groupe peut être

difficile pour de nombreuses personnes âgées. Les membres de la famille peuvent aider en assurant le transport ou en organisant des entraînements à domicile. Les personnes âgées peuvent également bénéficier d'un moyen de transport pour se rendre en classe grâce à des initiatives communautaires.

2. **Problèmes de santé :** Les personnes âgées peuvent s'inquiéter de leur bien-être physique et de leur capacité à faire de l'exercice en groupe. Il est essentiel de s'assurer que les cours sont dispensés par des instructeurs qualifiés, capables d'adapter les exercices à différents niveaux de capacité. Les personnes âgées devraient consulter leurs prestataires de soins de santé avant de commencer un nouveau programme d'exercice, selon les membres de la famille.

3. **Peur du jugement :** Dans un groupe, les personnes âgées peuvent se sentir gênées par leurs capacités. Créer un environnement de travail convivial où chacun est encouragé, quel que soit son niveau de forme physique, est essentiel. Les paroles encourageantes des enseignants et des autres participants peuvent contribuer à apaiser ces inquiétudes.

4. **Méconnaissance :** Certaines personnes âgées peuvent ne pas connaître les différentes options d'exercices en famille

ou de séances de groupe. Le bouche-à-oreille des amis et de la famille, les dépliants dans les centres de quartier et les initiatives de sensibilisation communautaire peuvent tous aider les gens à prendre davantage conscience des possibilités disponibles.

Pour les personnes âgées de plus de 70 ans, l'ajout d'éléments sociaux aux programmes d'exercices sur chaise est un excellent moyen d'améliorer leur expérience de remise en forme. Les seniors qui participent aux cours collectifs et en famille peuvent y trouver motivation, responsabilité et sentiment d'appartenance à une communauté. Ils peuvent surmonter leurs problèmes interpersonnels et profiter de leurs victoires, ce qui améliore leur bien-être général et leur santé physique. Les personnes âgées peuvent rendre leurs programmes de remise en forme plus agréables, plus durables et devenir une partie essentielle de leur vie en établissant des liens sociaux.

L'importance De L'échauffement

Tout programme de conditionnement physique doit inclure un échauffement, mais c'est particulièrement important pour les personnes âgées qui font des exercices sur chaise. Cela implique une augmentation progressive du flux sanguin, de la fréquence cardiaque et de la température musculaire pour préparer le corps à l'activité physique. En plus d'améliorer les performances, cette phase de pré-planification réduit les risques de blessures. *Nous discuterons ci-dessous de l'intérêt de l'échauffement, de ses avantages et de la manière de l'inclure dans votre routine d'entraînement :*

1. Avantages de la physiologie

● **Augmentation de l'apport en oxygène et du flux sanguin :** Votre fréquence cardiaque augmente à mesure que vous vous échauffez, ce qui amène votre corps à pomper plus de sang partout. Les muscles reçoivent plus d'oxygène et de nutriments grâce à cette augmentation du flux sanguin, ce qui est essentiel pour un fonctionnement optimal. À mesure que les muscles reçoivent suffisamment d'oxygène, ils deviennent plus efficaces pour produire de l'énergie, ce qui permet des entraînements plus longs. Puisqu'il garantit que leur corps peut supporter un effort physique en toute sécurité, l'échauffement est particulièrement crucial pour les personnes âgées qui peuvent avoir une circulation limitée.

● **Augmentation de la température musculaire :** La flexibilité musculaire et la fonction générale dépendent de l'augmentation de la température musculaire, obtenue grâce à l'échauffement. L'amplitude de mouvement des articulations est augmentée et la raideur est diminuée grâce à la flexibilité accrue des muscles plus chauds. Les personnes âgées, qui peuvent présenter des raideurs dues à des modifications musculaires et conjonctives liées à l'âge, en bénéficieraient particulièrement. En augmentant la flexibilité, l'échauffement peut améliorer le confort et l'efficacité des exercices sur chaise pour les personnes âgées.

2. Prévenir les blessures

● **Réduire la tension musculaire :** La tension musculaire est l'un des effets les plus dangereux d'un exercice de travail sans échauffement. Les tiraillements et les déchirures sont plus susceptibles de se produire dans les muscles froids, ce qui peut être particulièrement nocif pour les personnes âgées. En utilisant des échauffements pour augmenter progressivement l'intensité de leurs activités, les personnes âgées peuvent réduire leurs risques de blessures.

● **Lubrification des articulations :** La production de liquide synovial, qui lubrifie les articulations, est favorisée par l'échauffement. Ceci est essentiel au maintien de la fonction et de la santé des articulations, en particulier chez les personnes âgées susceptibles de souffrir de douleurs articulaires ou d'arthrite. Pour que les entraînements sur chaise soient à la fois sûrs et efficaces, les articulations bien lubrifiées peuvent bouger plus librement.

3. Préparation mentale

● **Préparation psychologique :** L'échauffement a un double objectif, tant sur le plan mental que physique. Il permet aux seniors de se préparer psychologiquement à leurs entraînements, en concentrant leur attention sur leurs objectifs de santé plutôt que sur les distractions quotidiennes. Une activité physique légère peut également vous remonter le moral, rendant l'exercice moins intimidant et plus agréable.

● **Créer une routine :** Vous pouvez créer une habitude d'entraînement persistante en incorporant une routine d'échauffement. Il met l'accent sur la valeur d'un exercice régulier en indiquant au cerveau quand il est temps de s'engager dans une activité physique. Un échauffement bien connu peut aider les personnes âgées qui n'ont pas envie de commencer une séance d'exercice avec plus d'enthousiasme.

Types d'exercices d'échauffement

Bouger différentes parties du corps tout en augmentant progressivement votre portée, votre vitesse ou les deux est appelé étirement dynamique. Les cercles de bras, les balancements de jambes et les torsions du torse en sont quelques exemples. En plus d'augmenter la flexibilité, ces actions préparent le corps aux mouvements spécifiques nécessaires aux exercices sur chaise.

1. **Cardio doux :** Le corps peut être échauffé avec des exercices cardiovasculaires simples comme des flexions latérales, une marche assise et des tapes douces sur les orteils. Sans exercer de pression excessive sur le corps, ces exercices augmentent la fréquence cardiaque et la circulation sanguine.

2. **Techniques de respiration :** L'intégration d'exercices de respiration profonde à l'échauffement peut contribuer à la relaxation mentale et physique. En augmentant l'apport d'oxygène et en réduisant l'anxiété, la respiration profonde crée une atmosphère positive pour la prochaine séance.

Suggestions pour les seniors

Les seniors doivent s'échauffer pendant cinq à dix minutes, en augmentant l'intensité avec le temps. Le but est d'augmenter la température musculaire et la fréquence cardiaque sans trop d'effort. Commencez par des mouvements doux et progressez vers des mouvements plus vigoureux.

En fonction de la condition physique de chacun et des éventuels problèmes médicaux sous-jacents, l'échauffement doit être modifié. Pour éviter tout inconfort, les seniors doivent prêter attention à leur corps et apporter les modifications nécessaires. Les personnes à mobilité réduite peuvent bénéficier grandement des exercices d'échauffement assis.

Les personnes âgées devraient faire de l'échauffement un élément obligatoire de leur routine d'exercice pour en profiter pleinement. Comme pour tout autre entraînement, la cohérence est essentielle pour développer la condition physique générale, la force et la flexibilité.

Pour les seniors qui pratiquent notamment des exercices sur chaise, l'échauffement est une étape cruciale pour préparer le corps à l'exercice. En augmentant le flux sanguin, en échauffant les muscles, en réduisant le risque de blessure et en favorisant la préparation mentale, un échauffement approprié peut augmenter considérablement la sécurité et l'efficacité d'un entraînement. Pour que les seniors puissent bénéficier de l'exercice de manière sûre et efficace, l'échauffement devrait être un élément crucial de leur programme de remise en forme.

En conclusion, il est impossible d'exagérer l'importance de l'échauffement ; c'est la base d'un entraînement réussi et jette les bases d'une mobilité, d'une indépendance et d'une santé améliorées. Les personnes âgées qui suivent une routine d'échauffement approfondie peuvent commencer leurs aventures de remise en forme avec joie et confiance, sachant qu'elles prennent des mesures importantes pour protéger leur corps tout en poursuivant leurs objectifs de santé.

Exercices D'échauffement Faciles À Faire En Position Assise

Les activités d'échauffement sont essentielles pour améliorer la flexibilité, prévenir les blessures et préparer le corps à une activité physique plus exigeante. Les exercices d'échauffement effectués en position assise peuvent constituer un moyen sûr et efficace pour les personnes âgées, en particulier celles de plus de 70 ans, de bouger. En utilisant cette technique, les gens peuvent bénéficier de l'exercice sans courir le risque d'inconfort ou de chute. Les exercices d'échauffement assis répertoriés ci-dessous ciblent divers groupes musculaires, augmentent le flux sanguin et améliorent la santé globale.

1. Marcher assis

Durée : deux à trois minutes

Un moyen efficace d'améliorer le flux sanguin vers les jambes et de se préparer à d'autres exercices consiste à marcher en position assise.

1. Placez vos pieds à plat sur le sol et asseyez-vous droit sur une chaise solide.
2. Levez un genou vers votre poitrine et levez l'autre bras pour commencer la marche.
3. Alternez les côtés régulièrement et lentement.
4. Respirez profondément et gardez une posture correcte.

2. Rouleaux de cou

Durée : une à deux minutes

Les rouleaux de cou sont un échauffement essentiel pour quiconque passe beaucoup de temps assis car ils aident à relâcher les tensions dans les épaules et le cou.

Instructions :

1. Avec vos épaules détendues et votre dos droit, asseyez-vous confortablement.
2. Déposez doucement votre oreille droite sur votre épaule droite.
3. Laissez votre menton s'enfoncer dans votre poitrine pendant que vous avancez lentement la tête.

4. Continuez à tourner la tête vers la gauche jusqu'à ce que votre oreille gauche soit proche de votre épaule gauche.
5. Continuez la séquence en allant dans le sens inverse.

3. Roulements des épaules

Durée : une à deux minutes

En exerçant la ceinture scapulaire, les rouleaux d'épaules améliorent l'amplitude des mouvements et réduisent les tensions.

Instructions :

1. Avec vos bras le long du corps et le dos droit, asseyez-vous.
2. Soulevez vos épaules près de vos oreilles et respirez profondément.
3. Roulez vos épaules en arrière et vers le bas pendant que vous relâchez votre souffle.
4. Après dix à quinze répétitions, commencez à avancer vos épaules.

4. Le bras se lève en position assise

Durée : une à deux minutes

Les bras assis augmentent la mobilité des épaules et augmentent le flux sanguin vers le haut du corps.

Instructions :

1. Les pieds à plat sur le sol, asseyez-vous en hauteur sur votre chaise.
2. Levez les deux bras vers le haut et respirez profondément.
3. Abaissez vos bras sur les côtés et relâchez votre souffle.
4. Faites attention à votre respiration lorsque vous effectuez cette action dix à quinze fois.

5. Torsions du torse

Durée : une à deux minutes

Les torsions du torse augmentent la flexibilité des muscles centraux et la mobilité de la colonne vertébrale.

1. Avec vos mains posées sur vos genoux et vos pieds à plat sur le sol, asseyez-vous droit.
2. Respirez profondément et étendez le dos.
3. Avec votre main gauche vous soutenant sur votre genou droit, tournez soigneusement votre torse vers la droite pendant que vous relâchez votre souffle.
4. Revenez au centre après avoir tenu pendant un court moment.
5. Sur le côté gauche, répétez.
6. Tournez chaque côté cinq à dix fois.

6. Rotations du poignet et de la cheville

Durée : deux à trois minutes

Les rotations du poignet et de la cheville sont cruciales pour favoriser la mobilité et échauffer les articulations.

Instructions :

1. Faites pivoter vos poignets en étendant un bras devant vous et en pointant la paume vers le bas.

2. Avant de tourner votre poignet dans le sens inverse des aiguilles d'une montre, faites-le pivoter dans le sens des aiguilles d'une montre pendant dix à quinze secondes.

3. Sur l'autre poignet, répétez.

4. Faites pivoter votre cheville dans le sens des aiguilles d'une montre et dans le sens inverse pendant dix à quinze secondes après avoir légèrement soulevé un pied du sol. Faites de même avec l'autre cheville.

7. Se penche sur le côté en position assise

Durée : une à deux minutes

En étirant les muscles des côtés du corps, les flexions latérales assises améliorent la flexibilité et atténuent les tensions.

Instructions :

1. Placez vos mains sur vos cuisses et asseyez-vous droit, les pieds à plat sur le sol.

2. Respirez et soulevez votre bras droit au-dessus de votre tête.

3. Ressentez un étirement sur votre côté droit lorsque vous vous penchez vers la gauche et relâchez votre souffle.

4. Après quelques secondes de maintien, revenez au centre.

5. De l'autre côté, répétez.

6. Effectuez 5 à 10 répétitions de chaque côté.

8. Le talon glisse en position assise

Durée : une à deux minutes

Sans exercer de pression excessive sur les articulations, les coulisses du talon favorisent les mouvements du bas du corps et engagent les jambes.

Instructions :

1. Le dos droit, asseyez-vous au bord de votre chaise.
2. En gardant le talon au sol, étendez une jambe devant vous.
3. Pliez votre genou et ramenez doucement votre talon plus près de votre corps.
4. Faites cela dix à quinze fois sur chaque jambe.

9. Pratiquez la respiration profonde

Durée : deux à trois minutes

Toute routine d'échauffement doit inclure une respiration profonde car elle améliore le flux d'oxygène et favorise le calme.

Instructions :

1. Avec vos mains sur vos genoux, asseyez-vous confortablement.
2. Pour gonfler votre ventre et remplir vos poumons, respirez profondément par le nez.
3. Faites une pause et retenez votre souffle.
4. Laissez votre corps se détendre pendant que vous expirez lentement par vos lèvres.
5. Pendant cinq à dix respirations, répétez la technique.

Les exercices d'échauffement assis sont un élément crucial de la condition physique, en particulier pour les personnes âgées. Ces entraînements simples mais efficaces améliorent la circulation et la flexibilité tout en préparant le corps à des activités plus exigeantes. Les personnes âgées peuvent bénéficier de l'activité physique tout en accordant la priorité à leur confort et à leur sécurité en intégrant ces exercices d'échauffement assis à leur routine quotidienne.

Techniques Pour Une Respiration Relaxante

Même si la respiration est un aspect vital de la vie, de nombreuses personnes sous-estiment son importance pour le bien-être mental et physique. Notre respiration s'accélère et devient superficielle lorsque nous sommes stressés ou anxieux, ce qui exacerbe les sensations d'oppression et de malaise. D'un autre côté, l'utilisation de méthodes de respiration spécifiques peut favoriser le calme, réduire les tensions et améliorer la santé globale. Pour aider les personnes âgées et les personnes de tous âges à se détendre et à se calmer, cette section examinera plusieurs techniques de respiration pratiques.

Comprendre l'importance de la conscience de la respiration est essentiel avant de se lancer dans certaines techniques. Être conscient de vos habitudes respiratoires et comprendre comment elles sont liées à vos états émotionnels et physiques est connu sous le nom de conscience de la respiration. Vous pouvez identifier les facteurs de stress et passer consciemment à des schémas respiratoires plus profonds et plus apaisants en augmentant votre conscience de votre respiration.

La conscience de la respiration est une technique de relaxation utile. *Voici quelques éléments importants à prendre en compte :*

● En vous concentrant sur votre respiration et en étant dans le moment présent, vous pourriez vous sentir plus ancré, moins stressé et dépassé.

● Vous pourrez peut-être mieux réguler votre réaction au stress si vous êtes conscient de la façon dont votre respiration fluctue en réponse à certaines émotions.

● Afin de combattre la réaction de combat ou de fuite provoquée par le stress, une respiration profonde et régulière peut déclencher une réaction de relaxation du corps.

Techniques de respiration relaxante

1. Respiration abdominale ou respiration diaphragmatique

Afin d'améliorer l'absorption de l'oxygène, la respiration diaphragmatique, également appelée respiration abdominale, consiste à aspirer de l'air profondément dans les poumons. En favorisant le système nerveux parasympathique, qui calme le corps, cette méthode favorise la relaxation.

Méthodes de pratique :

1. Choisissez une position confortable pour vous asseoir ou vous allonger.
2. Deux mains doivent être placées respectivement sur votre poitrine et votre abdomen.
3. Respirez profondément par le nez, permettant à votre poitrine de rester pratiquement immobile pendant que votre abdomen se lève.
4. Sentez votre abdomen se détendre pendant que vous relâchez lentement le souffle par vos lèvres.
5. Concentrez-vous sur la montée et la descente de votre abdomen pendant que vous répétez pendant quelques minutes.

2. 4-7-8 Inhalation

La technique de respiration 4-7-8 a été créée par le Dr Andrew Weil dans le but de favoriser la relaxation et de réduire l'anxiété. Pour un décompte précis, cette méthode consiste à prendre une profonde inspiration, à la retenir, puis à la relâcher.

Méthodes de pratique :

1. Commencez par trouver une posture confortable pour vous asseoir ou dormir.
2. Pour quatre chefs d'accusation, fermez les yeux et respirez profondément par les narines.
3. En comptant jusqu'à sept, retenez votre souffle.
4. En comptant jusqu'à huit, expirez lentement et complètement par la bouche.
5. Pendant quatre respirations complètes, répétez ce cycle, en augmentant le nombre de répétitions à mesure que vous devenez plus à l'aise.

3. Respiration carrée ou respiration en boîte

Le personnel sportif et militaire utilise la respiration en boîte, une technique simple mais efficace, pour augmenter la concentration et réduire le stress. Cette méthode crée un rythme de « boîte » en inspirant, en retenant, en expirant et en retenant la respiration pour un nombre égal.

Méthodes de pratique :

1. Gardez le dos droit lorsque vous êtes assis confortablement.
2. Respirez profondément par le nez pendant quatre temps.
3. Pour quatre chefs d'accusation, retenez votre souffle.

4.   Expirez lentement en quatre temps par la bouche.

5.   Pour un autre compte jusqu'à quatre, retenez votre souffle.

6.   Pendant quelques minutes, répétez ce cycle en faisant attention à votre rythme respiratoire.

4. Respiration narine alternative, ou Nadi Shodhana

La respiration alternée par les narines, ou nadi shodhana, est une technique de yoga permettant d'équilibrer l'énergie du corps et de favoriser la paix mentale. Cet exercice peut vous aider à vous sentir moins stressé et à réfléchir plus clairement.

Méthodes de pratique :

1.   Maintenez une colonne vertébrale droite lorsque vous êtes assis confortablement.

2.   Bouchez votre narine droite avec votre pouce.

3.   Respirez profondément par la narine gauche.

4.   À l'aide de votre annulaire droit, fermez votre narine gauche, puis ouvrez votre narine droite.

5.   Expirez par la narine droite.

6.   Fermez votre narine droite avec votre pouce après avoir pris une grande inspiration.

7.   Respirez par la narine gauche après l'avoir relâchée.

8.   Pendant plusieurs minutes, continuez ainsi en vous concentrant sur vos sensations respiratoires.

5. Visualisation de la respiration

En stimulant votre imagination, la visualisation combinée à la respiration pourrait vous aider à vous détendre. Avec cette méthode, vous pouvez vous concentrer sur votre respiration tout en visualisant une scène calme.

Méthodes de pratique :

1. Trouvez une position confortable, puis fermez les yeux.
2. Respirez profondément plusieurs fois pour trouver votre cœur.
3. Imaginez une teinte ou un décor apaisant (comme une plage ou une forêt sereine) lorsque vous respirez.
4. Imaginez libérer le stress et la tension dans l'atmosphère lorsque vous expirez.
5. Continuez à faire cela pendant quelques minutes afin de pouvoir vous immerger complètement dans la visualisation.

Il y a plusieurs avantages à utiliser différentes techniques de respiration pour la relaxation et la santé générale, tels que :

● **Diminution de l'anxiété et du stress :** Une respiration profonde et lente déclenche le système nerveux parasympathique, ce qui réduit les niveaux d'anxiété et de cortisol.

● **Concentration et concentration accrues :** En utilisant des techniques de respiration consciente, vous pouvez augmenter votre concentration et votre clarté mentale, ce qui vous permettra de réaliser plus facilement vos activités.

● **Qualité du sommeil améliorée :** Vous pouvez vous endormir et rester endormi plus facilement si vous intégrez des techniques de respiration à votre routine nocturne.

● **Meilleure santé physique :** La respiration profonde favorise la circulation de l'oxygène dans tout le corps, ce qui est bon pour le cœur et la vitalité en général.

Incluez ces exercices de respiration dans votre pratique quotidienne pour en tirer le meilleur parti :

● **Pratique le matin :** Pour créer une atmosphère positive, commencez chaque journée par quelques minutes de respiration profonde.

● **Utilisation dans des situations stressantes :** Prenez un moment pour pratiquer l'une des techniques de respiration qui vous aideront à reprendre le contrôle lorsque vous vous sentez surchargé ou sous pression.

● **Établissez une routine de relaxation :** Prévoyez du temps chaque jour pour vous détendre, en incorporant des exercices de respiration à d'autres activités apaisantes comme la méditation ou des étirements doux.

Les techniques de respiration sont un outil puissant pour améliorer le bien-être général, réduire le stress et encourager la relaxation. En intégrant ces techniques à votre routine quotidienne, vous pourrez renforcer votre résilience et votre sentiment de calme, ce qui vous permettra de relever plus facilement les défis de la vie. Trouver une stratégie qui vous convient et l'intégrer à votre routine de bien-être est crucial, que vous choisissiez d'utiliser la respiration diaphragmatique, la respiration 4-7-8, la respiration en boîte ou une autre méthode.

CHAPITRE 3 : EXERCICES SIMPLES SUR CHAISE POUR SENIORS

Pour La Force Physique

1. Robinets d'orteils assis

Instructions :

1. Asseyez-vous sur une chaise, les pieds à plat sur le sol.
2. Soulevez votre pied droit et tapez vos orteils contre le sol devant vous, puis revenez à la position de départ.
3. Répétez avec le pied gauche, en alternant les côtés.

Avantages :

1. Renforce le bas des jambes et améliore la flexibilité de la cheville.
2. Les mouvements contrôlés aident à améliorer la coordination et l'équilibre.
3. Renforce les muscles du bas des jambes, nécessaires aux activités quotidiennes comme la marche.

2. Pose de l'aigle assis

Instructions :

1. Asseyez-vous droit sur votre chaise, les pieds au niveau du sol.
2. Croisez les bras devant vous, l'un en dessous de l'autre.
3. Pliez vos coudes et rapprochez vos mains. Maintenez cette position pendant quelques respirations.
4. Relâchez et répétez de l'autre côté.

Avantages :

1. Comprend une plus grande flexibilité du haut du corps et une plus grande amplitude de mouvement des épaules.
2. Réduit la tension dans le haut du dos.
3. Augmente la concentration et la concentration grâce à des mouvements conscients.

3. Pose de montagne assise

Instructions :

1. Asseyez-vous bien droit sur une chaise, les pieds à plat sur le sol et les mains posées sur les genoux.

2. Inspirez profondément tout en gardant les bras hauts et les paumes face à face.

3. Maintenez la pose pendant quelques respirations et ressentez l'étirement de votre colonne vertébrale.

4. Expirez, puis abaissez vos bras jusqu'à vos genoux.

Avantages :

1. Améliore la force de base et la stabilité de la posture.

2. Augmente la conscience de la respiration et de l'alignement du corps.

3. Une respiration et des étirements ciblés peuvent aider à soulager l'anxiété.

4. Presse pectorale à bandes assises

Instructions :

1. Asseyez-vous droit sur une chaise solide, les pieds au niveau du sol et le dos droit.

2. Placez une bande de résistance sur votre dos et fixez-la au dossier de la chaise.

3. Tenez les poignées du bracelet à hauteur d'épaule, les paumes tournées vers l'avant et les coudes pliés à 90 degrés.

4. Expirez et poussez les poignées vers l'avant, en étendant complètement vos bras et en gardant vos coudes légèrement pliés.
5. Faites une pause à la fin du mouvement, inspirez et revenez à la position de départ avec contrôle.

Avantages :

1. Augmente la force du haut du corps en renforçant les muscles pectoraux, deltoïdes et triceps.
2. Améliore la stabilité des épaules et la mobilité fonctionnelle.
3. Améliore la posture en renforçant les muscles de la poitrine et des épaules.

5. Curls des biceps assis

Instructions :

1. Asseyez-vous sur une chaise avec un haltère dans chaque main, les bras le long du corps et les paumes tournées vers l'avant.
2. Expirez pendant que vous enroulez les poids jusqu'à vos épaules, en gardant vos coudes près de votre corps.
3. Pressez vos biceps au sommet du mouvement, puis inspirez pendant que vous ramenez les poids à leur position de départ.

1. Isole et développe les biceps, ce qui améliore la force et le tonus des bras.
2. Augmente la force de préhension, nécessaire pour les tâches régulières.
3. Améliore les mouvements fonctionnels, facilitant ainsi les tâches telles que le levage de marchandises.

6. Presse à épaules assise

Instructions :

1. Asseyez-vous sur une chaise verticale avec un haltère dans chaque main au niveau des épaules, les paumes tournées vers l'avant.
2. Expirez et appuyez sur les haltères au-dessus de votre tête jusqu'à ce que vos bras soient complètement étendus.
3. Abaissez les poids à hauteur d'épaule tout en respirant et gardez le contrôle tout au long de l'exercice.

Avantages :

1. Augmente la force musculaire des épaules, permettant une mobilité accrue au-dessus de la tête.
2. Améliore la stabilité de l'articulation de l'épaule et réduit le risque de blessure.
3. Favorise une bonne posture et la force du haut du corps.

7. Étirement latéral assis

Instructions :

1. Asseyez-vous bien sur une chaise, les pieds à plat sur le sol.
2. Levez votre bras droit au-dessus de votre tête et penchez-vous vers la gauche jusqu'à ce que vous sentiez un étirement le long de votre côté droit.
3. Faites une pause de quelques respirations avant de revenir au milieu et de continuer de l'autre côté.

Avantages :

1. Améliore la flexibilité de la colonne vertébrale et du torse.
2. Aide à réduire les tensions sur les côtés et dans le bas du dos.
3. Améliore les schémas respiratoires en étendant la poitrine et la cage thoracique.

8. Squats sur chaise modifiés

Instructions :

1. Asseyez-vous sur le bord d'une chaise solide, les pieds écartés à la largeur des hanches, à plat sur le sol.
2. Penchez-vous légèrement en avant et levez-vous de votre chaise, en utilisant les muscles de votre tronc et de vos jambes.
3. Abaissez-vous délicatement sur votre chaise.

Avantages :

1. Augmente la force du bas du corps, en particulier des quadriceps, des ischio-jambiers et des fessiers.
2. Augmente la mobilité fonctionnelle, facilitant la position debout en position assise.
3. Favorise l'équilibre et la stabilité.

Pour La Santé Cardiaque

1. Assis penché en avant

Instructions :

1. Asseyez-vous droit sur une chaise, les pieds à plat sur le sol.
2. Inspirez puis levez les bras haut.
3. Expirez en vous penchant en avant au niveau des hanches et abaissez vos mains vers le sol ou posez-les sur vos jambes.
4. Retenez quelques respirations, en laissant votre dos s'allonger et votre tête pendre bas.
5. Inspirez pour revenir en position verticale.

Avantages :

1. Améliore la flexibilité de la colonne vertébrale et des ischio-jambiers.
2. Améliore la circulation dans tout le corps.
3. Réduit le stress et favorise la relaxation.

2. Pose du pied au siège

Instructions :

1. Asseyez-vous sur une chaise solide avec un dossier droit et des pieds plats.
2. Soulevez votre pied droit et placez-le sur votre cuisse gauche.
3. Gardez le dos droit et appuyez doucement sur votre genou droit pour augmenter l'étirement.
4. Tenez quelques respirations, puis changez de jambe.

Avantages :

1. Augmente la flexibilité des hanches et des cuisses.
2. Augmente le flux sanguin vers les jambes, aidant potentiellement à soulager la raideur.
3. Améliore la posture en ouvrant les hanches.

3. Pose du palmier

Instructions :

1. Asseyez-vous bien droit sur une chaise, les pieds à plat sur le sol.
2. Inspirez et levez les bras en croisant les doigts.

3. Atteignez le plafond et allongez votre colonne vertébrale.

4. Retenez quelques respirations, puis baissez les bras.

Avantages :

1. Améliore la force et la flexibilité du haut du corps.

2. Favorise la respiration profonde, ce qui est bénéfique pour la santé cardiaque.

3. Améliore la concentration et l'équilibre, conduisant à une stabilité accrue.

4. Position triangulaire

Instructions :

1. Asseyez-vous sur une chaise avec la jambe droite étendue sur le côté et le pied à plat sur le sol.

2. Levez votre bras gauche vers le haut et tendez la main par-dessus votre jambe droite pour un étirement latéral.

3. Attendez quelques respirations, puis changez de côté.

Avantages :

1. Améliore la flexibilité des côtés du corps et la force du tronc.

2. Augmente la flexibilité des jambes et des hanches, ce qui améliore la mobilité.

3. Favorise la respiration profonde, ce qui peut aider à abaisser la tension artérielle.

5. Étirements des jambes assises

Instructions :

1. Asseyez-vous sur le bord de votre chaise, les pieds à plat sur le sol.
2. Tendez votre jambe droite droit devant vous, en fléchissant votre pied.
3. Tenez pendant quelques secondes jusqu'à ce que vous sentiez l'étirement de votre mollet et de vos ischio-jambiers.
4. Abaissez votre jambe, puis passez à votre jambe gauche.

Avantages :

1. Augmente la flexibilité des ischio-jambiers et des mollets.
2. Augmente la circulation dans les jambes, ce qui est bénéfique pour la santé cardiaque.
3. Aide à réduire les tensions musculaires.

6. Étirements des mollets

Instructions :

1. Asseyez-vous le dos droit et les pieds à plat sur le sol.
2. Tendez une jambe vers l'avant, talon au sol, orteils pointés vers le haut.
3. Penchez-vous légèrement en avant et sentez l'étirement de votre mollet.
4. Tenez quelques respirations, puis changez de jambe.

Avantages :

1. Augmente la flexibilité et la souplesse des mollets.
2. Améliore la circulation, essentielle à la santé cardiaque.
3. Il aide à soulager les crampes et les raideurs dans le bas des jambes.

7. Squat sur chaise

Instructions :

1. Asseyez-vous au bord de la chaise, les pieds écartés à la largeur des hanches.
2. Penchez-vous légèrement en avant et levez-vous de la chaise avec vos jambes, en gardant le dos droit.

3. Pour vous asseoir sans utiliser vos mains, abaissez-vous doucement.
4. Répétez plusieurs fois.

Avantages :

1. Améliore la force et l'équilibre des jambes.
2. Une activité physique accrue contribue à améliorer la santé cardiaque.
3. Améliore la coordination et la stabilité.

8. Pose assise du genou à la poitrine

Instructions :

1. Asseyez-vous droit sur votre chaise, les pieds au niveau du sol.
2. Amenez un genou vers votre poitrine et tenez-le à deux mains.
3. Retenez quelques respirations avant de baisser et d'échanger les jambes.

Réduit la raideur dans le bas du dos et les hanches.
Améliore la circulation dans le bas du corps.
Favorise la relaxation et réduit les tensions.

Pour Les Patients En Fauteuil Roulant

1. Extensions de poitrine assises

Instructions :

1. Asseyez-vous bien droit dans votre fauteuil roulant, le dos droit.
2. Tenez une bande de résistance ou gardez vos bras tendus devant vous à hauteur d'épaule.
3. Tirez lentement vos bras vers l'extérieur, en étirant la bande ou en écartant les bras sur les côtés, les coudes légèrement fléchis.
4. Serrez vos omoplates ensemble et étendez votre poitrine.
5. Maintenez la position quelques secondes avant de revenir à la position de départ.
6. Répétez 10 à 15 fois.

Avantages :

1. Améliore la force et la flexibilité du haut du corps.
2. Active les muscles du haut du dos et de la poitrine, améliorant ainsi la posture et l'alignement de la colonne vertébrale.
3. Augmente la capacité pulmonaire et l'efficacité respiratoire.

2. Étirements des bras latéraux assis

Instructions :

1. Asseyez-vous bien droit dans votre fauteuil roulant, les pieds à plat sur le sol ou sur les repose-pieds.
2. Levez un bras au-dessus de votre tête et étendez-le du côté opposé.
3. Maintenez l'étirement pendant 15 à 30 secondes, en le sentant sur le côté.
4. Revenez à la position de départ, puis répétez du côté opposé.
5. Répétez 5 à 10 fois en changeant de côté.

Avantages :

1. Augmente la flexibilité latérale et le mouvement du torse.
2. Aide à soulager les tensions dans les épaules et le cou.
3. Encourage la respiration profonde pour la relaxation et la clarté mentale.

3. Étirements de plongée assis

Instructions :

1. Asseyez-vous bien droit dans votre fauteuil roulant, les pieds à plat sur le sol.

2. Penchez-vous en avant et étendez vos bras au-dessus de votre tête, en visant à atteindre vos orteils ou aussi loin que vous êtes à l'aise.
3. Maintenez la pose pendant quelques secondes et respirez profondément.
4. Revenez progressivement à la position verticale.
5. Répétez 5 à 10 fois.

Avantages :

1. Améliore la flexibilité globale et l'amplitude des mouvements.
2. Les mouvements contrôlés favorisent la relaxation et la réduction du stress.

4. Cercles de bras surélevés assis

Instructions :

1. Asseyez-vous bien droit dans votre fauteuil roulant, les pieds à plat sur le sol.
2. Étendez vos bras sur les côtés à hauteur d'épaule.
3. Commencez par dessiner des petits cercles avec vos bras et augmentez progressivement la taille de chaque cercle.
4. Dessinez 10 cercles dans une direction, puis passez dans la direction opposée.

5. Assurez-vous que votre cœur est engagé tout au long de l'action.

Avantages :

1. Augmente la mobilité et la stabilité des épaules.
2. Améliore la circulation dans les bras et le haut du corps.
3. Il aide à soulager la raideur et le stress des articulations des épaules.

5. Poinçons assis au-dessus de la tête

Instructions :

1. Asseyez-vous droit, les pieds fermement sur le sol.
2. Levez votre bras droit au-dessus de votre tête, comme pour frapper vers le haut.
3. Revenez à la position de départ et répétez avec le bras gauche.
4. Répétez 10 à 15 fois, en alternant entre les bras.

Avantages :

1. Renforce les épaules, les bras et le haut de la poitrine.
2. Améliore la coordination et le rythme.

3. Améliore la santé cardiovasculaire en augmentant la fréquence cardiaque pendant l'exercice.

6. Étirements de hanches assis

Instructions :

1. Asseyez-vous bien droit dans votre fauteuil roulant, le dos droit.
2. Placez une cheville sur l'autre genou.
3. Appuyez doucement sur le genou surélevé pour prolonger l'étirement.
4. Maintenez l'étirement pendant 15 à 30 secondes avant de changer de jambe.
5. Répétez 5 à 10 étirements de chaque côté.

Avantages :

1. Améliore la flexibilité de la hanche.
2. Il réduit le stress et les douleurs dans le bas du corps.
3. Améliore la circulation sanguine dans les membres inférieurs.

7. Étirements des jambes assises

Instructions :

1. Asseyez-vous droit, le dos droit et les pieds au niveau du sol.
2. Étendez une jambe droite devant vous et gardez-la parallèle au sol.
3. Restez dans cette position pendant quelques secondes avant de redescendre votre jambe.
4. Répétez avec la jambe adverse.
5. Effectuez 5 à 10 répétitions par jambe.

Avantages :

1. Améliore la force et la mobilité des jambes.
2. Étire les ischio-jambiers et les mollets.
3. Améliore la coordination et la stabilité du bas du corps.

8. Torsion assise

Instructions :

1. Asseyez-vous bien droit dans votre fauteuil roulant, les pieds à plat.
2. Faites pivoter votre torse vers la droite tout en tenant le dos du fauteuil roulant avec votre main droite.

3. Maintenez la position pendant 15 à 30 secondes, en sentant l'étirement dans votre dos.

4. Revenez au centre et répétez sur le côté gauche.

5. Répétez 5 à 10 fois en changeant de côté.

Avantages :

1. Augmente la flexibilité et la mobilité de la colonne vertébrale.

2. Réduit le stress dans le dos et les épaules.

3. Augmente la stabilité et la force du noyau.

Pour La Perte De Poids

1. Pose du pigeon assis

Instructions :

1. Asseyez-vous bien sur votre chaise, la cheville droite sur le genou gauche.
2. Inspirez pour allonger votre colonne vertébrale, puis expirez en vous penchant doucement en avant, en gardant le dos droit.
3. Maintenez la position pendant quelques respirations tout en sentant l'étirement de votre hanche.
4. Changez de côté et répétez.

Avantages :

1. Ouvre les hanches, ce qui soulage les tensions et l'inconfort.
2. Améliore la flexibilité du bas du corps.
3. Réduit la tension et l'anxiété.

2. Angle latéral étendu du fauteuil

Instructions :

1. Asseyez-vous sur le bord de votre chaise, les pieds bien ancrés au sol.
2. Effectuez un étirement latéral en étendant votre bras droit sur vous et en vous penchant vers la gauche.
3. Utilisez votre main gauche pour soutenir votre genou gauche.
4. Retenez quelques respirations, en sentant l'étirement de votre corps latéral.
5. Changez de côté et répétez.

Avantages :

1. Améliore la flexibilité de la colonne vertébrale et des côtés du corps.
2. Il renforce le tronc et les obliques.
3. Améliore l'équilibre et la coordination.

3. Élévations de jambes assises

Instructions :

1. Asseyez-vous droit, le dos contre la chaise.
2. Étendez votre jambe droite droit devant vous, en la gardant parallèle au sol.
3. Maintenez la position pendant quelques secondes pour activer votre cœur, puis redescendez-le.
4. Répétez 10 à 15 fois, puis passez à votre jambe gauche.

Avantages :

1. Renforce les fléchisseurs de la hanche et les quadriceps, augmentant ainsi le tonus musculaire.
2. Améliore la stabilité et l'équilibre du noyau.
3. Aide à brûler des calories et favorise la perte de poids.

4. Chat-Vache assis

Instructions :

1. Asseyez-vous droit, les pieds à plat sur le sol et les mains sur les genoux.
2. Inspirez, cambrez le dos et regardez vers le haut (pose de la vache).

3. Expirez, courbez votre dos et rentrez votre menton vers votre poitrine (Cat Pose).
4. Continuez à alterner entre ces deux positions pendant 5 à 10 respirations.

Avantages :

1. Améliore la flexibilité et la posture de la colonne vertébrale.
2. Réduit le stress dans le dos et le cou.
3. Favorise la relaxation et la réduction du stress.

5. Guerrier assis II

Instructions :

1. Asseyez-vous bien droit sur votre chaise, les pieds à plat sur le sol.
2. Étendez votre jambe droite sur le côté, en la maintenant droite, et pliez votre genou gauche.
3. Levez vos bras parallèlement au sol et examinez le bout de votre doigt droit.
4. Faites une pause de quelques respirations avant de changer de côté.

Avantages :

1. Améliore la force et la stabilité du bas du corps.
2. Améliore la concentration et la concentration mentale.
3. Ouvre les hanches et la poitrine, améliorant ainsi la flexibilité globale.

6. Salutation au soleil assis

Instructions :

1. Asseyez-vous droit, les mains au centre de votre cœur.
2. Inspirez en levant les bras vers le haut et en étirant votre colonne vertébrale.
3. Expirez, puis pliez-vous vers l'avant.
4. Inspirez, revenez à la position de départ et répétez le cycle plusieurs fois.

Avantages :

1. Augmente les niveaux d'énergie dans le corps et l'esprit.
2. Améliore la flexibilité générale et la circulation.
3. La respiration encourage la pleine conscience et la relaxation.

7. Pose assise pliée vers l'avant (Paschimottanasana)

Instructions :

1. Asseyez-vous sur le bord d'une chaise solide, les pieds au niveau du sol et écartés à la largeur des hanches.
2. Inspirez profondément et levez les bras haut pour allonger votre colonne vertébrale.
3. Expirez, puis penchez-vous vers l'avant, en pliant les hanches et en atteignant vos pieds, vos tibias ou vos chevilles.
4. Penchez-vous en avant avec la colonne vertébrale longue pour éviter d'arrondir le dos.
5. Maintenez la pose pendant quelques respirations, en sentant l'étirement de vos ischio-jambiers et de votre dos.
6. Pour relâcher, revenez lentement en position verticale.

Avantages :

1. Augmente la flexibilité en étirant la colonne vertébrale, les ischio-jambiers et les épaules.
2. Aide à soulager l'anxiété et le stress, ce qui améliore la santé mentale globale.
3. Améliore la digestion et atténue les symptômes de l'insomnie.

8. Torsion assise

Instructions :

1. Asseyez-vous droit sur une chaise, les pieds à plat sur le sol.
2. Inspirez pour allonger votre colonne vertébrale, puis expirez et tournez votre torse vers la droite en gardant votre main gauche sur votre genou et votre main droite derrière vous sur la chaise.
3. Maintenez la torsion pendant quelques respirations, en intensifiant à chaque expiration.
4. Inspirez pour revenir au centre, puis répétez sur le côté gauche.

Avantages :

1. Améliore la mobilité et la flexibilité de la colonne vertébrale.
2. Masse les organes internes, favorisant la digestion.
3. Aide à soulager les tensions dans le dos et les épaules.

Pour Améliorer La Posture

1. Guerrier inversé assis

Instructions :

1. Asseyez-vous sur le bord d'une chaise, les jambes largement écartées.
2. Inspirez, puis tendez un bras au-dessus de votre tête, en vous penchant vers la jambe opposée.
3. Maintenez la position pendant 15 à 30 secondes, en gardant votre corps tendu et votre cou détendu.
4. Changez de côté et répétez.

Avantages :

1. Augmente la force des jambes et la flexibilité des côtés du corps.
2. Améliore l'équilibre général et la coordination.
3. Une respiration profonde et délibérée contribue à augmenter la capacité pulmonaire.

2. Ouvre-coffre assis

Instructions :

1. Asseyez-vous au bord de la chaise, les pieds à plat sur le sol.
2. Inspirez en levant les bras sur les côtés et en joignant les mains derrière le dos.
3. Expirez et rapprochez doucement vos omoplates pour élever votre poitrine.
4. Tenez pendant 15 à 30 secondes en inspirant profondément.

Avantages :

1. Ouvrir la poitrine et améliorer la posture.
2. Soulage les raideurs des épaules et du haut du dos.
3. Améliore la respiration en élargissant la zone de la poitrine.

3. Assis, inclinaison alternée élevée

Instructions :

1. Asseyez-vous sur le bord de la chaise, les pieds au sol.
2. Inspirez en levant les deux bras, puis expirez en vous penchant légèrement sur le côté.
3. Maintenez la position pendant 15 à 30 secondes avant de revenir au centre et de changer de côté.

Avantages :

1. Augmente la flexibilité latérale et étire les côtés du torse.
2. Il favorise une bonne posture en étirant la colonne vertébrale.
3. Augmente la circulation dans tout le corps.

4. Pose de chameau assis

Instructions :

1. Asseyez-vous bien sur le bord d'une chaise solide, les pieds au niveau du sol et la largeur des épaules écartées.
2. Inspirez profondément en soulevant votre poitrine et en ramenant vos épaules.
3. Expirez en cambrant doucement votre dos et en attrapant vos talons ou la chaise derrière vous.
4. Gardez votre cou flexible et n'étendez pas votre tête trop en arrière.
5. Tenez pendant 15 à 30 secondes en inspirant profondément.

1. Étirement du devant du corps et augmentation de la flexibilité de la colonne vertébrale.
2. Renforce les muscles du dos, ce qui améliore la posture.
3. Augmente la capacité pulmonaire et améliore la fonction respiratoire.

5. Pose de bébé heureux assis

Instructions :

1. Asseyez-vous sur le bord d'une chaise, les pieds à plat sur le sol.
2. Pliez vos genoux et soulevez vos pieds du sol, en tenant vos genoux dans vos mains.
3. Tirez doucement vos genoux vers vos aisselles tout en gardant le dos droit.
4. Maintenez la pose pendant 15 à 30 secondes en inspirant profondément.

Avantages :

1. Réduit la tension dans le bas du dos et augmente la mobilité des hanches.
2. Augmente la flexibilité au niveau de l'aine et des hanches.

3. Favorise la relaxation et réduit les tensions.

6. Position triangulaire étendue

Instructions :

1. Asseyez-vous avec les jambes écartées et les pieds fléchis.
2. Inspirez, levez les bras et expirez en vous penchant vers une jambe, une main sur la cuisse ou un pied.
3. Étendez le deuxième bras vers le haut et gardez votre torse ouvert.
4. Maintenez la position pendant 15 à 30 secondes, puis changez de côté.

Avantages :

1. Améliore l'équilibre et la coordination.
2. Renforce les jambes et étire les côtés du corps.
3. Augmente la flexibilité et réduit la tension de la colonne vertébrale.

7. Chaise Spinal Twist

Instructions :

1. Asseyez-vous droit sur votre chaise, les pieds au niveau du sol.
2. Inspirez pour allonger votre colonne vertébrale, puis expirez et tournez votre torse d'un côté, en utilisant le dossier comme support.
3. Maintenez la position pendant 15 à 30 secondes, puis changez de côté.

Avantages :

1. Augmente la flexibilité et la mobilité de la colonne vertébrale.
2. Réduit les douleurs dans le bas du dos en favorisant un alignement approprié.
3. Un massage doux du ventre améliore la digestion.

Pour La Flexibilité, La Mobilité Et L'équilibre

1. Pose du sage 3 assis

Instructions :

1. Asseyez-vous bien droit sur votre chaise et étendez une jambe droite devant.
2. Maintenez une colonne vertébrale longue en étirant vos mains vers le pied de votre jambe tendue.
3. Tenez pendant 30 secondes, puis changez de côté.

Avantages :

1. Plus grand ischio-jambier et longueur du bas du dos.
2. Améliore la flexibilité de la colonne vertébrale.
3. Améliore la posture et réduit la raideur.

2. Assis jambes larges. Pliage vers l'avant

Instructions :

1. Asseyez-vous sur le bord de la chaise, les pieds écartés.
2. Inspirez pour allonger votre colonne vertébrale, puis expirez et penchez-vous en avant à partir des hanches.

3. Posez vos mains sur le sol ou sur vos cuisses, en gardant le dos plat.
4. Tenez pendant 30 à 60 secondes.

1. Étire l'intérieur des cuisses et le bas du dos.
2. Améliore la mobilité de la hanche.
3. Réduit les tensions du bas du corps, favorisant la relaxation.

3. Pose assise du genou à la poitrine

Instructions :

1. Asseyez-vous bien droit sur votre chaise, les pieds à plat sur le sol.
2. Amenez un genou contre votre poitrine et tenez-le à deux mains.
3. Rapprochez doucement votre genou tout en gardant le dos droit.
4. Tenez pendant 20 à 30 secondes, puis changez de jambe.

Avantages :

1. Améliore les fléchisseurs du bas du dos et de la hanche.
2. Améliore la mobilité de la hanche.

3.   Réduit les tensions dans le bas de la colonne vertébrale.

4. La pose du roi Arthur

Instructions :

1.   Asseyez-vous bien droit sur votre chaise, les pieds à plat sur le sol.
2.   Tendez une jambe tendue devant, talon au sol.
3.   Inclinez-vous lentement vers l'avant à partir des hanches, en atteignant votre pied étendu tout en gardant le dos plat.
4.   Maintenez l'étirement pendant 20 à 30 secondes, puis changez de côté.

Avantages :

1.   Augmente la flexibilité des ischio-jambiers.
2.   Renforce le bas du dos.
3.   Améliore la posture et réduit le stress musculaire des jambes.

5. Pose de l'arbre assis

Instructions :

1. Asseyez-vous bien droit sur votre chaise, les pieds à plat sur le sol.
2. Soulevez votre pied droit et placez sa semelle contre l'intérieur de la cuisse ou du mollet gauche.
3. Levez les bras et les paumes jointes.
4. Tenez pendant 20 à 30 secondes, puis changez de jambe.

Avantages :

1. Améliore l'équilibre et la coordination.
2. Il développe les muscles du tronc et des jambes.
3. Améliore la concentration et la conscience physique.

6. Pose d'angle lié assis

Instructions :

1. Asseyez-vous au bord de la chaise, le dos droit.
2. Rapprochez la plante de vos pieds et abaissez progressivement vos genoux sur le côté.
3. Tenez vos pieds avec vos mains et gardez une colonne vertébrale longue.

4. Maintenez la pose pendant 30 secondes à 1 minute.

1. Améliore les hanches, l'intérieur des cuisses et l'aine.
2. Augmente la flexibilité de la hanche.
3. Améliore la circulation dans tout le bas du corps.

7. Pose d'angle latéral étendu

1. Asseyez-vous droit, les pieds écartés et les orteils pointés vers l'avant.
2. Levez votre bras droit vers le ciel, puis posez votre coude gauche sur votre cuisse gauche.
3. Étirez-vous sur le côté en gardant la poitrine ouverte.
4. Maintenez la position pendant 20 à 30 secondes, puis changez de côté.

1. Renforce les obliques et les jambes.
2. Améliore la flexibilité de la hanche et de la colonne vertébrale.
3. Améliore l'équilibre et la stabilité.

8. Torsions du ventre assis

Instructions :

1. Asseyez-vous droit, les pieds à plat sur le sol.
2. Tournez votre torse vers la droite tout en saisissant le côté de la chaise avec vos mains.
3. Maintenez une colonne vertébrale droite à mesure que vous approfondissez la torsion à chaque expiration.
4. Maintenez la position pendant 20 à 30 secondes, puis changez de côté.

Avantages :

1. Augmente la flexibilité de la colonne vertébrale.
2. Améliore la digestion et réduit les ballonnements.
3. Renforce les muscles centraux.

CHAPITRE 4 : MAINTENIR LA MOTIVATION ET SURMONTER LES OBSTACLES

Obstacles Typiques À L'exercice Et Comment Les Surmonter

Pour les personnes âgées qui souhaitent préserver ou améliorer leur santé, l'exercice offre plusieurs avantages mentaux, émotionnels et physiques. Même avec les avantages prouvés, de nombreuses personnes âgées se heurtent à des obstacles importants pour s'engager dans une activité physique régulière. Pour rester actif et mener une vie plus saine et plus indépendante, il faut identifier et surmonter ces obstacles. *Nous examinerons ci-dessous certains obstacles courants à la condition physique des seniors et proposerons des moyens pratiques de les surmonter :*

1. Restrictions physiques

Les limitations physiques comme l'arthrite, les douleurs articulaires et la diminution des mouvements sont courantes à mesure que les gens vieillissent. En raison de ces défis, les formes d'exercice traditionnelles peuvent sembler intimidantes, entraînant une anxiété face aux blessures ou à l'inconfort. Commencer un programme de remise en forme peut être intimidant pour les personnes âgées qui sont actuellement aux prises avec des maladies chroniques.

Comment surmonter les restrictions physiques

1. La marche, la natation et les exercices sur chaise sont toutes des activités bénéfiques à faible impact pour les personnes âgées. Ces entraînements améliorent la force et la flexibilité tout en réduisant le stress articulaire. Par exemple, les entraînements sur chaise réduisent les risques de blessures en permettant aux utilisateurs de se concentrer sur plusieurs groupes musculaires tout en restant assis.

2. De nombreux exercices peuvent être modifiés pour s'adapter à certaines limitations physiques. Par exemple, utiliser une chaise pour fournir un soutien lors d'exercices comme des fentes ou des squats pourrait réduire leur intensité sans sacrifier leurs avantages. Pour les personnes souffrant d'arthrite sévère, des exercices légers d'amplitude de mouvement peuvent aider à réduire la raideur et à améliorer la mobilité.

3. Les personnes âgées devraient parler à leur physiothérapeute ou à leur professionnel de la santé avant de commencer tout nouveau programme de remise en forme pour voir si les exercices conviennent à leur état de santé.

2. Peur des chutes ou des blessures

Chez les personnes âgées, la peur des blessures, notamment des chutes, est une préoccupation majeure. Les activités nécessitant de l'équilibre ou de la coordination, comme la marche sur un terrain accidenté, les exercices debout ou les activités avec mise en charge, peuvent être évitées par les personnes terrifiées à l'idée de tomber. Cette anxiété se traduit souvent par une inactivité, qui peut nuire au bien-être physique et augmenter le risque de chutes dues à un affaiblissement musculaire.

Comment gérer la peur des blessures :

1. En intégrant un entraînement de force et d'équilibre à votre programme d'entraînement, vous pouvez réduire considérablement votre risque de chute. Les personnes âgées soucieuses de leur équilibre peuvent bénéficier grandement des exercices sur chaise. La stabilité est augmentée en renforçant les jambes et le tronc avec des

exercices comme des levées de jambes assises et des marches assises.

2. Pour aider les personnes âgées à rester en équilibre et à éviter les chutes pendant l'exercice, elles peuvent utiliser des équipements de soutien comme des chaises, des rampes ou même des bandes de résistance. Par exemple, les exercices debout peuvent être rendus plus stables en utilisant une chaise.

3. Il est important de commencer prudemment et de renforcer votre confiance au fil du temps. Commencez par des exercices faciles et de faible intensité et progressez vers des exercices plus difficiles à mesure que votre force et votre équilibre s'améliorent. À mesure que leurs compétences se développent, les aînés peuvent se sentir moins inquiets des dommages et plus en sécurité grâce à cette approche progressive.

3. Conduite insuffisante

Beaucoup de gens ont du mal à rester motivés pour s'entraîner. Les seniors peuvent manquer de motivation en raison d'émotions de fatigue, d'échecs passés ou d'un manque de résultats rapides. Il est facile de devenir inactif sans un plan bien pensé ni une aide extérieure.

Comment gérer une faible motivation :

1. Maintenir la motivation nécessite de se fixer des objectifs minuscules et réalisables. Les objectifs réalisables qui vous donnent un sentiment d'accomplissement incluent « marcher 10 minutes par jour » et « faire trois exercices sur chaise chaque semaine ». Ces objectifs pourront être modifiés au fur et à mesure des progrès afin de conserver le sentiment de défi et de développement.

2. Rester motivé demande de la cohérence. Un programme d'exercice cohérent, par exemple la désignation de jours et d'heures spécifiques pour faire de l'exercice, peut aider les personnes âgées à intégrer l'exercice à leur routine quotidienne. Cela facilite le maintien de l'élan en réduisant l'effort mental nécessaire pour démarrer une séance.

3. S'entraîner en groupe ou avec un ami ou un parent peut améliorer l'expérience et encourager la responsabilité. Partager votre parcours de remise en forme avec d'autres vous aidera à rester sur la bonne voie, car l'interaction sociale est un puissant facteur de motivation. Des programmes de conditionnement physique adaptés aux personnes âgées alliant contact social et santé sont

disponibles dans de nombreux endroits, en personne ou en ligne.

4. Disponibilité limitée des équipements et installations d'exercice

Tout le monde n'a pas accès à des équipements d'exercice spécialisés, à des gymnases ou à des piscines. Les personnes âgées peuvent être découragées d'entreprendre ou de maintenir une routine de conditionnement physique en raison de ce manque de disponibilité, surtout si elles estiment avoir besoin de certains équipements pour faire de l'exercice.

Comment gérer l'accès restreint :

1. Avec peu ou pas d'équipement, une variété d'excellents entraînements peuvent être effectués dans le confort de sa propre maison. Les exercices d'étirement, les exercices sur chaise et les exercices avec poids corporel sont tous d'excellents exemples d'activités qui nécessitent un minimum d'espace et d'équipement. Pour effectuer divers exercices de renforcement et de mobilité, une chaise solide et des bandes de résistance suffisent.

2. Il existe plusieurs sites Web proposant des programmes d'exercices à faible coût ou gratuits conçus pour les

personnes âgées. Ceux-ci sont accessibles via un smartphone, une tablette ou un ordinateur, permettant aux personnes âgées de s'entraîner sous surveillance à la maison. Recherchez des programmes créés spécialement pour les personnes âgées, avec des ajustements apportés pour tenir compte des différents niveaux de compétence.

3. Des cours d'exercices pour seniors sont proposés gratuitement ou à un coût réduit par un certain nombre de centres communautaires, de centres pour personnes âgées et de centres de loisirs de la région. Ces programmes comprennent généralement des cours de natation, de marche ou de groupe, qui offrent un environnement organisé pour maintenir un mode de vie actif.

5. Épuisement et faible énergie

Les personnes âgées souffrent souvent de fatigue, en particulier celles qui souffrent de maladies de longue durée comme le diabète ou une maladie cardiaque. Ce manque d'énergie peut rendre l'entraînement écrasant ou difficile. Néanmoins, il a été démontré que l'exercice régulier augmente progressivement les niveaux d'énergie, ce qui en fait un élément crucial dans la gestion de la fatigue.

Comment gérer l'épuisement :

1. Il est important de commencer par des séances d'activités brèves et gérables pour les personnes âgées aux prises avec la fatigue. À mesure que votre niveau d'énergie s'améliore, augmentez progressivement le temps que vous passez à bouger, en commençant par seulement 5 à 10 minutes d'activités légères comme des exercices assis ou une marche tranquille.

2. Se reposer correctement entre les entraînements est tout aussi important que maintenir la cohérence. Les personnes âgées peuvent gérer leur épuisement tout en étant actives en prenant des jours de repos, ce qui donne à leur corps le temps de récupérer et de se ressourcer.

3. Certains moments de la journée donnent à certaines personnes un surplus d'énergie. Les seniors devraient s'entraîner le matin, l'après-midi ou le soir lorsqu'ils sont le plus énergiques. Cela pourrait rendre l'entraînement plus agréable et moins éprouvant.

6. Conditions médicales persistantes

Des maladies chroniques comme le diabète, les maladies cardiaques ou les problèmes pulmonaires peuvent rendre l'exercice risqué ou difficile. Les personnes âgées peuvent ne pas faire d'exercice du tout puisqu'elles ne savent pas quels types d'activités physiques sont sans danger pour leur condition.

Comment gérer les problèmes médicaux à long terme :

1. Il est important de consulter un médecin avant de commencer tout programme de remise en forme, en particulier pour les patients âgés souffrant de maladies chroniques. Compte tenu des limitations ou des risques pour la santé de la personne, un professionnel de la santé peut suggérer des activités particulières qui sont à la fois bénéfiques et sécuritaires.

2. L'exercice régulier est essentiel pour gérer les symptômes et maintenir la santé générale, même pour les personnes âgées atteintes de maladies chroniques. Les étirements, la marche et le yoga sur chaise sont des exemples d'exercices de faible intensité qui peuvent aider à améliorer la santé cardiovasculaire, la force et la flexibilité sans exercer une pression excessive sur le corps.

En supprimant ces obstacles courants, les personnes âgées peuvent améliorer leur mobilité, leur santé et leur qualité de vie en intégrant une activité physique régulière à leur vie. Une vie plus active et épanouissante peut résulter du dépassement de ces obstacles, que ce soit via des ajustements, un soutien social ou des routines personnalisées.

Conseils Sur La Façon De Rester Responsable Et Motivé

Il peut parfois être difficile de rester responsable et motivé tout en suivant un programme de remise en forme, en particulier pour les personnes âgées qui pratiquent des exercices sur chaise. Il peut être difficile de rester actif en raison d'obstacles dans la vie, de problèmes de santé ou simplement d'un manque d'énergie. Cependant, rester sur la bonne voie avec vos objectifs de mise en forme est à la fois réalisable et enrichissant si vous avez la bonne attitude et les bonnes stratégies. Examinons quelques stratégies réalisables pour aider les personnes âgées à maintenir leur motivation et leur responsabilité tout en utilisant des exercices sur chaise pour améliorer leur santé.

1. Établir des objectifs réalisables et sans ambiguïté

L'une des meilleures façons de rester motivé est de se fixer des objectifs clairs et réalisables. L'établissement d'objectifs spécifiques pour votre parcours de remise en forme vous permet de vous concentrer et de vous orienter. Ces objectifs doivent être réalisables et adaptés à votre niveau de forme physique. Par exemple, visez 15 minutes d'action trois fois par semaine si vous débutez avec des exercices sur chaise. Augmentez la durée ou l'intensité progressivement à mesure que vous avancez.

Il est important de s'abstenir de se fixer des objectifs irréalistes, car ils pourraient causer du tort ou du mécontentement. Divisez les objectifs ambitieux en repères plus gérables. Atteindre l'un de ces objectifs vous donne un sentiment d'accomplissement et vous motive à continuer.

2. Suivez vos progrès

Suivre vos progrès est essentiel pour vous tenir responsable. Vous ressentez un sentiment de réussite et êtes inspiré pour continuer lorsque vous pouvez voir les résultats de votre travail acharné. Une excellente approche pour documenter vos entraînements consiste à tenir un carnet de fitness, dans lequel vous pourrez noter les exercices que vous avez effectués, vos sensations pendant la séance et toute amélioration de votre force, de votre flexibilité ou de votre endurance.

Les moniteurs de fitness numériques sont également utiles à certaines personnes âgées. Ces gadgets peuvent surveiller votre fréquence cardiaque pendant l'exercice, ainsi que votre activité et votre dépense calorique. Garder une trace de vos progrès, que ce soit via un cahier conventionnel ou une méthode technologique, peut constituer un puissant facteur de motivation.

3. Établissez une routine

Créer un programme d'exercice régulier est essentiel pour créer des habitudes durables. Étant donné que l'exercice est déjà programmé dans votre calendrier, la routine élimine le besoin de décider si vous devez le faire chaque jour. Comme pour tout autre rendez-vous, c'est une bonne idée de planifier vos séances d'entraînement sur chaise pour des jours et des heures spécifiques et de les respecter.

Par exemple, vous pouvez programmer vos séances d'entraînement juste après le petit-déjeuner les lundis, mercredis et vendredis. Un emploi du temps peut donner une structure à votre semaine et un sentiment de routine, ce qui peut la rendre plus simple à suivre, surtout les jours où vous ne vous sentez pas très motivé. Votre routine d'exercice finira par devenir une partie naturelle de votre vie quotidienne si vous êtes cohérent.

4. Amusez-vous

S'entraîner ne doit pas nécessairement être difficile. Rendre votre routine d'entraînement sur chaise agréable est une façon de rester motivé. Cela peut être réalisé en combinant vos activités préférées ou en apportant de petits changements pour que les choses restent intéressantes. Par exemple, écoutez votre musique ou votre livre audio préféré pendant que vous vous entraînez. Vous vous sentez plus engagé et enthousiaste à propos de votre entraînement lorsque vous écoutez de la musique, ce qui a un impact significatif sur votre humeur et votre niveau d'énergie.

Vous pouvez également essayer de vous entraîner dans un environnement différent. Faites vos exercices sur chaise à l'extérieur par une journée ensoleillée si possible. Un changement de décor et un peu d'air frais peuvent vous inspirer et vous faire apprécier davantage l'expérience. Trouver des moyens d'injecter du plaisir et de l'enthousiasme dans votre routine d'exercice pourrait être crucial pour maintenir la motivation au fil du temps.

5. Demandez de l'aide à vos amis et à votre famille

L'aide d'autrui peut grandement alléger le fardeau de la responsabilité. Lorsque vous n'avez pas envie de vous entraîner, impliquer vos amis, votre famille ou même un partenaire d'entraînement peut vous aider à rester inspiré et motivé. Que ce soit en personne ou virtuellement par appel vidéo, vous pouvez demander à un ami ou à un parent de vous rejoindre dans vos exercices sur chaise. S'entraîner avec d'autres peut le rendre plus agréable et moins comme un effort ponctuel en le transformant en un événement social.

Parler à un proche de vos objectifs en matière de santé peut également vous aider à rester responsable. Ils peuvent vous donner des commentaires encourageants et effectuer des enregistrements de routine pour voir comment se déroulent vos entraînements. Vous pourriez être plus motivé à être cohérent si vous savez que quelqu'un d'autre travaille dur pour votre réussite.

6. Récompensez-vous

Une autre bonne stratégie pour maintenir la motivation consiste à se récompenser pour avoir atteint ses objectifs ou terminé ses exercices. Ces récompenses ne doivent pas nécessairement être coûteuses ; ils peuvent être aussi simples que de consacrer du temps à un passe-temps que vous aimez ou de savourer votre collation préférée. Faire un lien entre vos réalisations et vos expériences positives est l'objectif.

Par exemple, offrez-vous un bain relaxant ou regardez votre programme télé préféré après une semaine d'exercices réguliers sur chaise. Ces modestes incitations peuvent générer une boucle de rétroaction positive, renforçant votre dévouement à votre pratique d'exercice. Célébrer votre victoire, aussi modeste soit-elle, peut vous aider à rester heureux et motivé.

7. Concentrez-vous sur les avantages

Il est facile de perdre de vue la raison pour laquelle vous avez commencé à faire de l'exercice, surtout les jours où vous ne vous sentez pas particulièrement énergique ou inspiré. Pour lutter contre cela, rappelez-vous régulièrement les bienfaits des exercices sur chaise. Qu'il s'agisse d'améliorer votre mobilité, votre flexibilité ou votre bien-être mental, vous concentrer sur les conséquences favorables contribue à renouveler votre enthousiasme.

Gardez une liste des raisons pour lesquelles vous faites de l'exercice dans un endroit visible, comme sur votre réfrigérateur ou le miroir de votre salle de bain. Ce rappel visuel servira de coup de pouce quotidien, vous permettant de rester concentré sur votre « pourquoi » et de maintenir une bonne attitude envers votre parcours de remise en forme.

8. Adaptez-vous aux adversités

Maintenir une routine de remise en forme peut parfois être difficile en raison des responsabilités de la vie. Les défis sont incontournables, qu'ils soient liés à la santé, à un emploi du temps serré ou au manque d'énergie. Apprendre à s'adapter est essentiel pour maintenir la motivation et la responsabilité. Si vous sautez un jour ou deux d'exercice, ne soyez pas trop dur avec vous-même ; commencez simplement là où vous vous êtes arrêté.

La flexibilité est cruciale, en particulier lorsque vous traversez les hauts et les bas de la vie. Si vous ne vous sentez pas à la hauteur de votre routine habituelle, vous pouvez ajuster les exercices ou faire une séance plus courte. L'essentiel est de continuer à avancer, même à un rythme réduit. Vous pouvez surmonter les obstacles à court terme et maintenir votre rythme si vous êtes adaptatif.

9. Rejoignez un club d'exercice pour seniors

Participer à un cours ou à un club d'exercices pour seniors en ligne ou en personne peut créer un sentiment de camaraderie et vous aider à respecter votre emploi du temps. Pour de nombreuses personnes âgées, l'appartenance à un groupe les maintient engagés et motivés. L'interaction sociale, le soutien et un objectif commun sont tous rendus possibles dans des situations de groupe. Il est plus simple de se présenter et de travailler lorsque vous savez que d'autres vous rejoignent.

De nos jours, les plateformes en ligne proposent une variété de programmes de remise en forme adaptés aux personnes âgées, y compris des séances d'entraînement sur chaise. En offrant conseils et discipline, ces séances vous aident à maintenir le cap et à rencontrer d'autres personnes qui partagent vos objectifs de mise en forme.

10. Imaginez-vous réussir

L'un des outils les plus importants pour maintenir la motivation est la visualisation. Prenez quelques instants chaque jour pour vous voir atteindre vos objectifs de mise en forme, qu'il s'agisse de perdre du poids, de devenir plus fort ou de retrouver votre mobilité. Lorsque vous vous imaginez profiter à l'avenir des avantages d'un exercice régulier, cela vous encourage à continuer même lorsque les choses semblent avancer lentement.

En vous concentrant sur les résultats favorables que vous espérez obtenir, vous créez une image mentale qui renforce votre détermination. En donnant à vos objectifs à long terme un sens plus concret et réalisable, cette vision pleine d'espoir peut vous aider à maintenir votre motivation.

Maintenir la motivation et la responsabilité est essentiel dans tout programme de conditionnement physique, en particulier pour les personnes âgées qui souhaitent améliorer leur santé en faisant des exercices sur chaise. Vous pouvez surmonter les obstacles, rester cohérent et atteindre vos objectifs de mise en forme tout en vous amusant si vous avez mis en place les bonnes stratégies.

Honorer Les Réalisations

Un bon moyen de rester motivé dans votre parcours de remise en forme est de reconnaître et de célébrer vos victoires, aussi petites soient-elles. Fixer des objectifs vous aide à rester motivé et encourage les comportements qui mènent au succès à long terme, que vous utilisiez des exercices sur chaise pour augmenter votre mobilité, réduire votre poids ou retrouver votre indépendance.

Au-delà des bienfaits pour la santé, il existe d'autres raisons de célébrer vos réussites en matière de condition physique. Il est essentiel de maintenir la motivation émotionnelle et mentale nécessaire à une réussite durable. *Voici pourquoi il est essentiel de reconnaître les jalons :*

1. **Augmente la motivation :** Lorsque les bénéfices, notamment en matière de forme physique, mettent du temps à se manifester, la motivation peut diminuer. Se récompenser même pour de petites réalisations, comme terminer une semaine d'exercices sur chaise ou améliorer votre posture, vous donne l'inspiration pour continuer.

2. **Augmente la confiance :** De nombreuses personnes âgées commencent leur parcours de remise en forme avec des doutes quant à leurs capacités, en particulier si elles ne se

sont pas entraînées depuis des années ou si elles se remettent d'une maladie. Célébrer chaque réalisation démontre votre capacité de croissance et de développement. Lorsque vous vous voyez réussir de nouvelles choses ou atteindre vos objectifs, votre confiance augmente.

3. **Renforce le comportement positif :** Vous pouvez vous récompenser pour vos efforts lorsque vous reconnaissez vos réalisations. Cela crée une boucle de rétroaction positive qui augmente vos chances de vous en tenir à votre habitude en associant un travail acharné à de bons sentiments.

4. **Améliore la santé mentale :** L'exercice libère des endorphines, qui améliorent naturellement l'humeur, mais reconnaître et applaudir les réalisations ajoute encore plus de joie. Reconnaître vos réalisations améliore votre santé mentale et réduit l'irritation, qui peut survenir lorsque vous ne voyez pas de résultats immédiatement.

5. **Prévient l'épuisement professionnel :** Lorsque les objectifs semblent loin ou que le chemin à parcourir semble long, de nombreuses personnes perdent espoir. Vous pouvez prévenir l'épuisement professionnel en segmentant votre parcours d'exercice en étapes plus petites et plus réalisables.

Vous pouvez éviter de vous sentir dépassé en reconnaissant et en appréciant vos progrès à chaque étape.

Des Idées Réalistes Pour Honorer Le Succès

La prochaine étape après avoir reconnu vos réalisations est de vous réjouir. *Voici quelques méthodes constructives et saines pour célébrer vos réalisations :*

1. **Fixez-vous des mini-objectifs et faites-vous plaisir :** Divisez vos principaux objectifs d'exercice en repères plus gérables. Par exemple, offrez-vous une petite récompense à la fin de chaque semaine, comme un nouveau livre, un jour de congé ou votre friandise santé préférée, si votre objectif est de terminer un défi d'exercices sur chaise de 30 jours.

2. **Créez un journal de progression :** Documentez vos réalisations quotidiennes ou hebdomadaires dans un journal. Après vous être entraîné, enregistrez vos sentiments, effectuez les ajustements nécessaires et considérez vos réalisations. Lorsque vous avez le plus besoin de motivation, consulter votre journal peut vous donner un grand coup de pouce.

3. **Célébrez avec les autres :** Il peut être satisfaisant de partager vos réussites avec vos proches, vos amis ou un centre de remise en forme. Cela vous aide à rester concentré sur vos objectifs et crée un réseau de soutien autour de vous. Vous

pourriez même inspirer d'autres personnes à commencer leur parcours de remise en forme.

4. **Prenez des photos ou des vidéos de progression :** Cela peut être motivant de voir le chemin parcouru. Prenez des photos ou des vidéos de vous en train de vous entraîner à différents moments de votre voyage. Vos progrès vous seront rappelés lorsque vous observerez des changements dans votre force, votre flexibilité ou votre posture.

5. **Offrez-vous des équipements de fitness :** Pensez à vous récompenser avec un nouvel équipement d'exercice lorsque vous atteignez des étapes importantes de votre vie. Votre routine d'entraînement peut sembler fraîche et intéressante avec l'ajout de nouvelles chaussures, de bandes de résistance ou de vêtements d'entraînement confortables.

6. **Organisez une sortie spéciale :** Célébrez vos réussites en participant à une activité agréable et saine. Une journée paisible au spa, une sortie en famille au parc ou une promenade dans la nature peuvent toutes entrer dans cette catégorie. L'une des meilleures façons de renforcer les émotions agréables associées à votre travail acharné est de faire quelque chose qui vous apporte de la joie.

7. **Considérez la situation dans son ensemble :** Parfois, le simple fait de prendre une pause pour réfléchir à la situation dans son ensemble est la meilleure façon de célébrer. Accordez-vous le mérite d'avoir pris en charge votre santé et reconnaissez votre amélioration à tous les niveaux : physique, mental et émotionnel. Gardez à l'esprit que la recherche de la santé est un effort de toute une vie et que chaque réalisation est un motif de célébration.

En plus de rendre votre parcours de remise en forme plus agréable, célébrer vos accomplissements contribue à garantir un succès à long terme. Vous êtes plus susceptible de maintenir vos objectifs lorsque vous vous récompensez pour vos réalisations et votre travail acharné. Cela crée un cercle sans fin de motivation, de développement et d'épanouissement.

Peu importe leur taille, célébrer vos réalisations vous donne la motivation de continuer face aux défis.

CONCLUSION

Alors que ce chef-d'œuvre touche à sa fin, il est important de prendre un moment pour réfléchir à tout ce que vous avez appris et réalisé jusqu'à présent. Même si les exercices sur chaise semblent simples, ils peuvent avoir un impact important sur votre santé et votre bien-être en général. Vous avez fait un pas important vers un mode de vie meilleur, plus actif et indépendant en vous engageant à suivre ces routines.

L'importance de la constance fait partie des leçons les plus importantes à tirer de ce livre. Que vous souhaitiez améliorer votre posture, augmenter votre flexibilité et votre mobilité, acquérir de la force physique ou perdre du poids, la cohérence est la clé. En vieillissant, les exercices sur chaise peuvent vous aider à maintenir et peut-être à améliorer vos capacités physiques. Vous savez maintenant comment intégrer le fitness à votre vie en incluant ces entraînements dans votre routine quotidienne.

L'exercice ne se limite pas à développer des muscles, surtout à mesure que nous vieillissons. Il s'agit également de maintenir votre mobilité, votre liberté et votre qualité de vie globale. L'apprentissage des exercices de ce livre est la première étape ; la prochaine étape consiste à continuer à les pratiquer. Les avantages à long terme incluent une amélioration progressive de votre force, de votre flexibilité, de votre équilibre et de votre forme physique générale.

Parce que leur métabolisme et leur niveau d'activité physique fluctuent avec l'âge, de nombreuses personnes âgées ont du mal à maintenir un poids santé. Les exercices sur chaise de ce livre sont un moyen utile et sûr de vous aider à atteindre vos objectifs de perte de poids. En plus de brûler des calories, ces exercices augmentent le tonus musculaire, ce qui, avec le temps, peut augmenter le métabolisme.

Améliorer votre santé globale, et pas seulement votre apparence, est l'objectif de la perte de poids. Le surpoids peut entraîner des problèmes de mobilité, augmenter votre risque de maladie cardiaque et exercer une pression supplémentaire sur vos articulations. Vous vous êtes donné les moyens de lutter contre ces problèmes de santé et d'améliorer votre bien-être général en mettant en œuvre les programmes d'exercices sur chaise recommandés dans le livre. Gardez à l'esprit que chaque entraînement contribue au développement d'un corps plus sain et que même les petits efforts comptent.

L'un des aspects les plus cruciaux de la vie à mesure que nous vieillissons est l'indépendance. Dans notre jeunesse, nous tenons souvent pour acquis la capacité de voyager librement, d'accomplir facilement les tâches quotidiennes et de naviguer dans le monde selon nos conditions. Cependant, de nombreuses personnes âgées craignent de perdre leur autonomie à mesure que leur mobilité se détériore.

Le but des activités de ce livre est de vous aider à retrouver et à préserver votre liberté. Vous avez les meilleures chances de continuer à vivre votre vie comme bon vous semble si vous travaillez à améliorer votre force, votre équilibre et votre flexibilité. À mesure que vos muscles deviennent plus forts et plus coordonnés, des tâches simples comme se lever d'une chaise, atteindre des objets et monter à l'étage deviennent plus faciles. Bien qu'ils soient simples et à faible impact, ces exercices sur chaise peuvent grandement améliorer votre condition fonctionnelle, vous permettant de poursuivre vos activités préférées de manière autonome.

L'adaptabilité des exercices sur chaise est l'un de leurs plus grands avantages. Les entraînements sur chaise peuvent être personnalisés en fonction de votre niveau de forme physique actuel, peu importe depuis combien de temps vous faites de l'exercice ou si vous êtes nouveau. Ils constituent donc une excellente option pour les seniors de différents niveaux de compétence. J'ai apporté des ajustements et des modifications tout au long du livre pour garantir que tout le monde puisse participer, malgré les limitations physiques.

Les utilisateurs de fauteuils roulants et les autres personnes à mobilité réduite constituent le public cible des activités présentées dans ce livre. Ils mettent l'accent sur des domaines vitaux, notamment la santé cardiovasculaire, la flexibilité et la force du haut du corps. Tout le monde peut bénéficier d'une routine de remise en forme cohérente grâce à ces exercices, conçus pour offrir d'excellents entraînements en position assise.

N'oubliez pas qu'il est acceptable de commencer lentement et d'augmenter progressivement l'intensité au fil du temps si jamais vous sentez qu'un certain entraînement est trop difficile. Le but est la croissance, et non la perfection. Faites attention à votre corps, comprenez vos limites et ajustez votre programme d'entraînement en conséquence. Les entraînements sur chaise sont excellents car ils peuvent progresser avec vous à mesure que votre force et votre mobilité augmentent.

Il existe des défis uniques à chaque quête de remise en forme. Il est important de reconnaître que les obstacles font partie du processus normal, qu'il s'agisse de trouver le temps de s'entraîner, de gérer des problèmes de santé ou de maintenir sa motivation face aux difficultés. Le secret est de continuer même lorsque les choses deviennent difficiles.

L'un des aspects les plus motivants des exercices sur chaise est la façon dont ils favorisent un sentiment de communauté. Les exercices sur chaise sont devenus populaires parmi les seniors du monde entier comme moyen de dialoguer avec des personnes qui partagent leurs objectifs et améliorent leur santé. Dans ce voyage, vous n'êtes pas seul. N'oubliez pas que vous faites partie d'un réseau de soutien de personnes qui travaillent vers les mêmes objectifs, que vous assistiez à des cours locaux, participiez à des organisations en ligne ou que vous parliez simplement de vos réalisations à vos amis et à votre famille.

Considérez ce livre comme un nouveau départ lorsque vous le terminez. Vous bénéficierez grandement des habitudes et des exercices que vous avez appris pour le reste de votre vie. Il s'agit d'un processus continu qui conduit à une mobilité, une indépendance et une santé améliorées.

Vous avez développé de la force, de la confiance et des habitudes grâce à ces exercices sur chaise qui vous aideront dans les années à venir. Que votre objectif soit de rester actif en vieillissant, d'améliorer votre mobilité ou de maintenir votre niveau de forme physique actuel, les connaissances contenues dans ce livre vous permettront de prendre votre santé en main.

Au fur et à mesure, référez-vous à ce livre chaque fois que vous avez besoin de conseils, d'inspiration ou d'encouragement. Quel que soit l'âge ou le niveau de forme physique, les exercices sur chaise sont un moyen efficace et à long terme de maintenir la santé et la forme physique. Votre engagement envers votre santé montre à quel point vous êtes fort, résilient et déterminé.

Je vous remercie d'avoir accompli cet excellent travail. Il est temps de mettre en pratique ce que vous avez appris et de continuer à mener la vie plus indépendante et plus saine que vous méritez.